Arpit Sikri
Jyotsana K.

Relações interoclusais e registos

Arpit Sikri

Jyotsana K.

Relações interoclusais e registos

Imprint

Any brand names and product names mentioned in this book are subject to trademark, brand or patent protection and are trademarks or registered trademarks of their respective holders. The use of brand names, product names, common names, trade names, product descriptions etc. even without a particular marking in this work is in no way to be construed to mean that such names may be regarded as unrestricted in respect of trademark and brand protection legislation and could thus be used by anyone.

Cover image: www.ingimage.com

This book is a translation from the original published under ISBN 978-620-2-06612-9.

Publisher:
Sciencia Scripts
is a trademark of
Dodo Books Indian Ocean Ltd. and OmniScriptum S.R.L publishing group

120 High Road, East Finchley, London, N2 9ED, United Kingdom
Str. Armeneasca 28/1, office 1, Chisinau MD-2012, Republic of Moldova, Europe
Printed at: see last page
ISBN: 978-620-7-87663-1

ÍNDICE

DEDICADO

TO

A MINHA FAMÍLIA

RECONHECIMENTO

Curvo-me perante o Todo-Poderoso, com reverência, humildade e gratidão pelas inúmeras e graciosas bênçãos que me foram concedidas e que me deram a inspiração e o entusiasmo para percorrer o caminho da vida.

Considero ser o meu maior privilégio e honra dever a minha imensa gratidão e respeito ao meu estimado e venerado professor e guia, **Dr. Akshey Sharma,** Professor e Diretor do Departamento de Prostodontia Oro-Maxilo-Facial, Coroa e Ponte e Implantologia Oral, Dasmesh Institute of Research and Dental Sciences, Faridkot, pela sua orientação inestimável e encorajamento inabalável ao longo deste estudo. A sua sabedoria, conhecimentos e compromisso com os mais elevados padrões inspiraram-me e motivaram-me ao longo do meu curso de pós-graduação.

É com orgulho que tenho o privilégio de reconhecer, com um profundo sentido de gratidão e devoção, o grande interesse pessoal e a inestimável orientação que me foi prestada pelo meu estimado e venerado co-orientador, **Dr. Pradeep Bansal,** Professor, Departamento de Prótese Oro-Maxilo-Facial, Coroa e Ponte e Implantologia Oral, Dasmesh Institute of Research and Dental Sciences, Faridkot, pela sua imensa ajuda e orientação durante o estudo. Sem a sua visão notável e orientação meticulosa no planeamento, trabalho e avaliação crítica do trabalho, este meu esforço não teria sido frutífero.

Um agradecimento muito especial ao **Dr. Poonam Bali,** Leitor, Departamento de Prostodontia Oro-Maxilo-Facial, Coroa e Ponte e Implantologia Oral, Dasmesh Institute of Research and Dental Sciences, Faridkot, pela sua orientação inestimável, apoio e encorajamento constantes, disponibilidade para prestar uma ajuda generosa, atenção meticulosa aos detalhes e participação ativa nesta dissertação.

Estou imensamente grato ao **Dr. Rajnish Bansal,** leitor do Departamento de Prostodontia Oro-Maxilo-Facial, Coroa e Ponte e Implantologia Oral, Dasmesh Institute of Research and Dental Sciences, Faridkot, pela sua orientação inestimável e pela sua atitude sempre útil e encorajadora.

Estou imensamente grato ao **Dr. Gagandeep Chahal**, Professor Sénior, Departamento de Prostodontia Oro-Maxilo-Facial, Coroa e Ponte e Implantologia Oral, Dasmesh Institute of Research and Dental Sciences, Faridkot, pela sua orientação inestimável, pela sua atitude sempre útil e encorajadora.

Expresso a minha sincera gratidão à **Dr.ª Rajnanda Khuller**, Professora Sénior, Departamento de Prótese Oro-Maxilo-Facial, Coroa e Ponte e Implantologia Oral, Dasmesh Institute OfResearch and Dental Sciences, Faridkot, pelo seu constante feedback positivo, apreciação e ajuda persistente.

É com imenso prazer que tenho a oportunidade de expressar a minha sincera gratidão ao meu respeitado Diretor **Dr. S.P.S Sodhi,** Dasmesh Institute of Research and Dental Sciences, Faridkot, pela permissão e orientação durante a realização deste projeto.

As palavras da literatura não são suficientes para agradecer aos meus venerados pais, **Dr. Vimal K Sikri e Dr. Poonam Sikri,** pelo seu amor e carinho eternos. As suas bênçãos iluminaram sempre o meu caminho durante todas as etapas da minha vida. Quero agradecer ao meu irmão mais velho, **Dr. Ankit Sikri**, e à bhabhi, Dra. **Annupriya Sikri,** o amor, o encorajamento, a alegria e a gentileza que me deram e que tornaram o meu trabalho muito mais leve.

É com grande prazer que agradeço aos meus colegas **Dr. Aditi Ghai, Dr. Vikram, Dr. Rahul, Dr. Jitender e Dr. Amul** o seu apoio constante e a sua disponibilidade permanente para levar a cabo este projeto com êxito.

Por último, mas não menos importante, estou também grato aos meus amigos mais jovens, **Dr. Manpreet, Dr. Asmita e Dr. Shabnam,** pela sua ajuda na realização bem sucedida desta dissertação.

Este estudo exigiu um esforço conjunto de muitas mentes para a sua conclusão bem sucedida. Assim, aproveito esta oportunidade para agradecer as contribuições de todos aqueles cujos nomes me escaparam, mas que ajudaram a tornar esta dissertação viável.

Obrigado a todos

Dr. Arpit Sikri

1. INTRODUÇÃO

"A medicina dentária gira em torno da oclusão, sem oclusão não há medicina dentária."

A oclusão é o ponto de encontro de todas as fases e especialidades da medicina dentária. A confusão e a incompreensão da oclusão e da relação maxilo-mandibular são terríveis. Esta triste situação deve-se à incapacidade de determinar, reproduzir e manter com exatidão a relação normal dos dentes e dos maxilares e à falta de compreensão do verdadeiro movimento funcional do sistema estomatognático[1].

Quase todos os conceitos de oclusão adoptaram a prática da centricidade mandibular[2]. O registo da posição da relação cêntrica é da maior importância na reconstrução protética de pacientes edêntulos e parcialmente edêntulos. Historicamente, esta posição [e a posição maxilomandibular excêntrica] tem sido registada utilizando muitos métodos e materiais[3].

Os registos interoclusais são o meio pelo qual as relações interarcos são transferidas da boca para um articulador. Os articuladores complicados e sofisticados não produzem relações interarcos exactas. Registos interoclusais precisos fazem[4].

<u>Relação cêntrica</u>: A relação maxilomandibular na qual os côndilos se articulam com a porção avascular mais fina dos respectivos discos com o complexo na posição anterior-superior contra as formas das eminências articulares. Esta posição é independente do contacto dentário e é clinicamente discernível quando a mandíbula é dirigida superiormente e anteriormente. Está limitada a um movimento puramente rotativo em torno do eixo horizontal transversal[5]. <u>A relação excêntrica</u> é qualquer relação da mandíbula com a maxila que não seja uma relação cêntrica.

Depois de o molde maxilar ter sido fixado com precisão ao articulador utilizando um arco facial, o molde mandibular deve ser orientado para o molde maxilar com igual exatidão. Os registos de relação cêntrica são utilizados para reproduzir, no articulador, a relação entre as arcadas maxilar e mandibular que existe quando os côndilos estão na sua posição ântero-superior nas fossas glenóides. Os registos interoclusais laterais são utilizados para ajustar a orientação condilar do articulador[6] .

Um material de registo interoclusal deve idealmente: [1] ter uma precisão reprodutiva, [2] ser fácil de manusear, [3] ter um grau de dureza razoável quando fixado, e [5] não oferecer resistência ao fecho durante o registo. O material para registo da relação interarcos inclui cera de placa de base, cera de aluwax e cera Hi- Fi, composto de impressão (modelagem), gesso de paris, pasta de óxido de zinco eugenol, base de borracha e material de silicone e resina acrílica[4] .

Os registos de relação cêntrica podem ser agrupados em 4 categorias: registos de mordida de controlo direto (interoclusal), registos gráficos (intra-orais e extra-orais), registos funcionais e cefalometria[7] .

Há muitos anos que o dentista tem à sua disposição vários materiais e instrumentos para registar a relação maxilomandibular cêntrica e excêntrica. O dentista deve escolher o material de registo e o articulador para a reconstrução protética de cada paciente, com base no tipo e localização da restauração fixa e\ ou removível planeada e na altura de montar os moldes após os registos[3] .

2. REVISÃO DA LITERATURA

Esta revisão apresenta vários estudos sob o título de (i) relações interoclusais cêntricas e excêntricas e (ii) materiais utilizados para registos interoclusais e métodos de registo de relações interoclusais.

RELAÇÕES INTEROCLUSAIS CÊNTRICAS E EXCÊNTRICAS

O autor[8] explicou a utilização do termo "centra". A palavra "centric" é um adjetivo e não um substantivo. No entanto, a utilização de "centric" de forma elíptica, ou seja, omitindo o substantivo que "centric" modifica, faz com que funcione como um substantivo. Isto causa confusão, porque existem pelo menos dois usos adjectivos para "cêntrico" na terminologia dentária: *relação cêntrica* e *oclusão cêntrica.*

A "relação cêntrica" é a relação mais posterior da mandíbula com a maxila na relação vertical estabelecida. A "oclusão cêntrica" é definida como a relação das superfícies oclusais opostas que proporciona o máximo contacto aplainado e/ou intercuspidação dos dentes

Concluiu-se que "cêntrico" é um termo antigo que seria quase impossível de eliminar da terminologia dentária. A palavra "cêntrico" é um adjetivo que não deve funcionar como um substantivo. A relação cêntrica é uma relação de osso a osso (mandíbula a maxila). A oclusão cêntrica é uma relação de dente para dente (dentes mandibulares para dentes maxilares). Por conseguinte, a relação cêntrica e a oclusão cêntrica não são a mesma coisa por definição; no entanto, muitas vezes ambas podem existir ao mesmo tempo.

Um autor[9] apresentou diferentes teorias para o mecanismo anatómico responsável pela relação cêntrica. As teorias mais aceites são (1) a teoria do músculo, (2) a teoria do ligamento, (3) a teoria da osteofibra e (4) a teoria do menisco ou teoria do disco do autor.

O autor concluiu que a relação cêntrica, com as suas características clínicas de brusquidão, bilateralidade, unidade e repetibilidade, é determinada pelo encaixe dos discos que actuam como amortecedores e silenciadores simultaneamente entre os côndilos e as partes frontais das fissuras de Glaser.

Foi realizado um estudo para compor a relação espacial dos côndilos com suas fossas nas posições de oclusão cêntrica e relação cêntrica. Foram obtidas radiografias da ATM direita e esquerda de 40 adultos jovens nas duas posições. Foram feitas medições directas dos espaços anterior, posterior e superior entre os côndilos e as suas fossas nas radiografias.

Concluíram que (1) na posição C.R., ambos os côndilos estavam colocados mais posterior e superiormente nas fossas do que na posição C.O. (2) na posição C.O., ambos os côndilos estavam simetricamente colocados nas suas fossas com distâncias espaciais iguais anterior e posteriormente .(3) existiam maiores diferenças espaciais entre as posições CO. (4) são necessários mais estudos para desenvolver uma abordagem mais fisiológica para relacionar corretamente a mandíbula com a maxila quando se reconstrói a oclusão em pacientes dentados e edêntulos[10] .

Os autores[11] realizaram um estudo que demonstra uma relação entre o rácio vertical-horizontal de movimento medido num ponto anterior da mandíbula e o movimento do eixo horizontal transversal de rotação dos côndilos no plano horizontal quando a mandíbula se move do CRCP para o IP e vice-versa. Foram montados num articulador em CRCP gessos de 42 pacientes sem problemas de ATM. O movimento do eixo horizontal de rotação foi medido quando as peças foram movidas do CRCP para o IP. A medição dos movimentos vertical e horizontal do pino incisal também foi feita durante esse movimento.

Concluíram que quanto maior for a componente horizontal deste rácio, maior é a probabilidade de movimento horizontal do eixo horizontal de rotação.

O autor[12] propôs um conceito de liberdade em cêntrica. No seu conceito de liberdade em cêntrica, a relação cêntrica e a oclusão cêntrica coincidem, mas existe uma área plana na fossa central sobre a qual as cúspides opostas contactam, o que permite um grau de liberdade em movimentos excêntricos não influenciados pelas inclinações dentárias.

Concluiu que um ponto C.O. no C.R. aceite, seja da dentição natural ou de uma reabilitação restauradora sem uma liberdade excêntrica razoável, é equivalente a ditar uma função muscular precisa em todos os momentos e em circunstâncias variáveis e pode ser um fator importante que contribui para o trauma e a perda de estruturas alveolares, apoiando a dentição natural ou a odontologia restauradora.

O autor[13] propôs que existem dois conceitos básicos de RC. O <u>conceito anatómico</u> que afirma uma posição de fronteira mais posterior estabelecida por ligamentos. O conceito <u>fisiopatológico</u> afirma que a RC é a relação mais posterior da mandíbula sem tensão, não é uma posição de fronteira e é estabelecida pela ação muscular. A RC é importante como posição de referência para a restauração da oclusão devido ao facto de ser relativamente reprodutível. Mas a reprodutibilidade não garante a desejabilidade fisiológica ou a correção. Concluiu que, o limite posterior da mandíbula em VDO é estabelecido por estruturas anteriores e laterais aos côndilos e não posteriores a eles (pterigoide lateral e ligamento temporomandibular). Os ligamentos temporomandibulares contêm terminações nervosas proprioceptivas susceptíveis de estiramento, levando à inibição dos músculos retrusivos (temporais e digástricos) e à estimulação dos músculos antagonistas protrusivos (pterigóides laterais).

O autor[14] tentou encontrar um "centro" que nos permita reproduzir os movimentos do paciente num articulador adequado e executar o nosso trabalho de forma mais inteligente e com maior facilidade.

OS SEUS PRINCÍPIOS E CONVICÇÕES:

1. Existe apenas um eixo de articulação.

2. Através da utilização de traçados de arco gótico duplo no plano horizontal, é possível localizar os centros de movimento lateral e pode ser duplicado num articulador que tenha uma distância intercondilar ajustável.

3. Os centros de rotação são constituídos por dois componentes, o centro de movimento vertical e o centro de movimento lateral, um no mesmo centro, um em cada côndilo.

4. Os impulsos proprioceptivos são responsáveis pela consciência da posição da mandíbula no espaço, os actos reflexos naturais da mandíbula são fechar numa posição lateral ou lateral protruída. Por conseguinte, o doente deve ser enganado mantendo os dentes afastados. O doente deve ser treinado e orientado para executar a ação de articulação terminal.

5. Método de Lucia para registar um registo interoclusal para montar o molde inferior no articulador utilizando cera Tenax, cera Sure-Set e Aluwax.

6. É necessário transferir os centros de movimento lateral para um articulador se os outros movimentos tiverem sido reproduzidos; isto é conseguido através da utilização de traçados de arco gótico duplo num articulador adequado que pode ser ajustado para a largura intercondilar.

<u>Concluiu que</u>:

1. Ao ter a relação cêntrica da mandíbula com o maxilar corretamente relacionada num articulador, o dentista pode desenvolver a oclusão cêntrica com precisão, de acordo com as suas próprias especificações.

2. Os movimentos funcionais devem assentar o côndilo na posição de dobradiça terminal. A oclusão cêntrica deve ser construída para ocorrer em relação cêntrica.

3. Independentemente de acreditarmos que a oclusão cêntrica deve ser ligeiramente anterior a esta posição terminal da dobradiça, esta é a única posição constante e repetível que pode ser utilizada para verificar o trabalho à medida que avançamos.

Um autor[15] investigou as mudanças diurnas na posição cêntrica no período de um dia. Selecionou dez homens e três mulheres com oclusões de Classe 1 de Angle, com idades entre 20 e 30 anos, sem evidência de disfunção sistémica ou fisiológica e com ATMs normais. A relação cêntrica foi repetidamente registada em treze pacientes, às 9:00, 15:00 e 21:00 horas de um único dia. O articulador Denar modelo D4A foi utilizado com um arco facial cinemático em cada consulta para garantir a consistência. O dentista utilizou a técnica de orientação da ponta do queixo para o posicionamento da mandíbula, utilizando um programador anterior, também designado por "anterior stop" ou "anteriorjig". Para evitar a fadiga do sujeito, todo o procedimento foi efectuado em consultas de aproximadamente 25 minutos, separadas por 5-½ horas de descanso.

Os resultados do estudo: As diferentes posições dos côndilos observadas nas mesas sagitais podem ser atribuídas a: 1) não ajustabilidade da distância intersagital do instrumento à distância intercondilar de cada sujeito; 2) incapacidade da musculatura dos pacientes de permitir um movimento de dobradiça puro; 3) variação diurna da ATM; 4) variações na localização do eixo da dobradiça e na transferência para o articulador; 5) invalidade da teoria do eixo da dobradiça estacionário.

Com base na análise dos dados recolhidos nesta experiência, foram tiradas as seguintes conclusões:

1. A relação cêntrica foi repetível em alguns doentes, mas na maioria houve variação. A maior variação foi na direção superoinferior. Não se registou um momento de variabilidade mínima.

2. Em muitos doentes, os côndilos encontravam-se na sua posição mais anteroinferior de manhã e na sua posição mais superoposterior à noite. Este facto pode indicar a existência de um padrão diurno na posição da relação cêntrica, possivelmente relacionado com o conteúdo de fluido na articulação.

3. Dependendo da definição de relação cêntrica, uma hora do dia pode ser favorecida em relação a outra devido à tendência diurna. Se se pretender obter a posição mais retruída e superior dos côndilos, a noite parece ser a melhor altura para efetuar os registos da RC.

4. A liberdade de movimento, até certo ponto, em torno de uma posição de relação cêntrica determinada clinicamente pode ter mérito como filosofia de tratamento.

Um autor[16] sugeriu que a definição de R.C. deveria ser alargada de modo a incluir a informação obtida a partir da radiografia da ATM, a condição da articulação, o tónus muscular e a oclusão, em vez de uma descrição puramente posicional.

Uma *relação cêntrica funcional:* é a relação clínica mais retruída da mandíbula com a maxila quando os côndilos estão na posição mais posterior e sem tensão na fossa glenoide, a partir da qual o movimento lateral pode ser feito, em qualquer grau de separação da mandíbula. Se o lado deflector estiver presente, a direção e a magnitude podem ser correlacionadas com o grau de deslocamento do côndilo, tal como revelado na radiografia da ATM. A correção dos contactos de deflexão resultaria na concentricidade bilateral do côndilo. A posição clínica retruída deve ser utilizada para procedimentos reconstrutivos.

Uma *relação cêntrica disfuncional:* Uma relação cêntrica disfuncional é a relação clínica mais retruída da mandíbula com a maxila quando os côndilos estão na posição mais posterior sem tensão na fossa glenoide a partir da qual o movimento lateral pode ser efectuado, em qualquer grau de separação. Quando não existe um lado deflector, os espaços articulares esquerdo e direito são assimétricos, com um ou ambos os côndilos protruídos ou retruídos. Se estiver presente uma lâmina deflectora, a direção e a magnitude não podem ser correlacionadas com o deslocamento do côndilo, tal como revelado nas radiografias da ATM. A posição clínica retruída deve ser utilizada para procedimentos de reconstrução. O dentista deve estabelecer uma oclusão cêntrica de "tratamento" com a radiografia da ATM utilizada como guia, de modo a estabelecer uma posição condilar óptima na fossa glenoide. (Bilateral concentricamente)

O autor[17] sugeriu que qualquer relação da mandíbula com a maxila que não seja uma relação cêntrica é uma relação excêntrica. As relações excêntricas que são registadas e utilizadas na construção da O.C. são a protrusiva e a lateral direita e esquerda. A relação protrusiva é a relação entre a mandíbula e o maxilar, quando a mandíbula é empurrada para a frente, se o movimento em todas as partes da mandíbula, à medida que é empurrada para a frente, tiver simultaneamente a mesma velocidade e direção, o movimento pode ser corretamente denominado translatório. O movimento na articulação é para baixo e para a frente. As relações maxilomandibulares direita e esquerda são as relações da mandíbula quando esta é movida para o lado direito ou esquerdo. O movimento da mandíbula é o resultado da contração de um músculo pterigóideo externo.

REGISTOS INTEROCLUSAIS - MATERIAL E MÉTODOS

Segundo o autor[7] Os registos da relação centrada podem ser agrupados em quatro categorias - registos directos da mordida (inter-oclusais), registos gráficos (intra-orais e extra-orais), registos funcionais e cefalometria.

O autor[18] propôs que a obtenção de um registo preciso da relação cêntrica pode ser um procedimento extremamente difícil. Existem muitos materiais disponíveis para a realização de registos interoclusais. A cera, as pastas metálicas (ZOE), o gesso e a resina acrílica foram utilizados para fazer registos interoclusais. O autor concluiu que a cera de alta qualidade é um material útil e versátil para o registo de registos interoclusais. A pasta ZOE e o gesso foram utilizados, mas não são tão versáteis como a cera. Devido à sua versatilidade de manuseamento e à pesquisa exaustiva para obter o produto ideal, a resina acrílica pode tornar-se o material de eleição para o registo inter-oclusal. Atualmente, a sua utilização é limitada.

O autor[19] propôs que a combinação ideal de materiais e técnicas para a confeção de IOR permitiria a colocação de próteses fabricadas indiretamente na boca das patentes sem qualquer ajuste oclusal. Atualmente, são utilizados para este procedimento vários materiais, incluindo gesso, cera, pasta ZOE, resina e elastómeros. As causas das imprecisões oclusais atribuíveis ao IOR foram divididas em três grupos principais;

(1) Características anatómicas e fisiológicas do paciente

(2) Dentista - causas induzidas

(3) Propriedades dos materiais IOR e manipulação técnica do registo durante a utilização.

O estudo foi realizado para determinar o erro de montagem vertical na montagem de moldes dentários num articulador, afetado por 3 parâmetros: (1) material, (2) a distância entre os dentes preparados e opostos (3) variabilidade do operador.

O autor concluiu que os moldes montados através da utilização de sete materiais IOR e manipulados por 3 operadores revelaram que: (1) a Aluwax foi o mais variável e menos fiável de todos os materiais (2) a Superbite (ZOE) resultou consistentemente numa relação aberta do molde (3) cinco elastómeros resultaram consistentemente na menor quantidade de erros (4) duas espessuras diferentes de registos elastoméricos resultaram em discrepâncias de montagem diferentes e estatisticamente significativas e (5) em média, um estudante inexperiente teve um desempenho tão bom como os dois dentistas experientes.

Os autores[20] explicaram os princípios, tais como o tripé de suporte vertical e a estabilidade horizontal adequada, que permitem que os moldes dentários opostos sejam posicionados em conjunto à medida que são montados no articulador. Para a restauração do paciente dentado e parcialmente dentado, quando a restauração deve coincidir com a atual posição de máxima intercuspidação do paciente, o objetivo do IOR é fornecer suporte e estabilidade dos moldes da falta de dentição remanescente.

Os autores resumiram a IOR, considerada adequada para uma variedade de situações clínicas comuns, na Tabela I e na Tabela II.

TABLE I: "Tripé existente" IOR efectuada no VDO atual do paciente quando um tripé dos contactos dentários está presente após a preparação do dente

ESTADO CLÍNICO	TIPO DE REGISTO
- Boa intercalação (tripé de apoio vertical com estabilidade horizontal presente)	- Não é necessário registo
- Má intercuspidação (tripé de apoio vertical sem estabilidade horizontal)	- Registo de arco completo ou segmentado fabricado com materiais elastoméricos: massa de polissiloxano de vinil, meio de siloxano de vinil, poliéter Ou - Registo segmentado feito apenas sobre dentes preparados \ dente com materiais rígidos: cera, gesso, resina, pasta.

TABLE II: "IOR de tripé criado realizado no VDO atual do doente quando não existe um tripé de contacto dentário.

ESTADO CLÍNICO	TIPO DE REGISTO
- Dentes presentes e bem distribuídos, mas sem um tripé de contactos dentários bem espaçado	- Registo efectuado apenas sobre dentes preparados com materiais rígidos.
- Ausência de dentes em um ou dois potenciais pontos de paragem do tripé	- Registo feito com materiais que se tornam rígidos.
1. Dente ou dentes que se opõem à zona edêntula.	1. Base de registo da arcada completa, aro de oclusão e material de registo. Materiais: base de registo - resina/cera, aro de oclusão - cera ou resina, material de registo - cera, gesso ou pasta.
(1a) dente ou dentes que se opõem à área edêntula em apenas um	(1a) base de registo em arco completo,
potencial paragem do tripé.	rebordo de oclusão e material de registo ou registo segmentar composto por materiais "mucostáticos" que se fixam de forma rígida, transportados por uma moldeira de resina ou de malha quadrangular. Materiais: pasta ou gesso
2. Cristas edêntulas opostas em áreas de paragens de tripé desejadas.	2. Duas bases de registo em arco completo com aros de oclusão e materiais de registo ou uma base de registo em arco completo, aro de oclusão e materiais de registo "mucostáticos". Materiais: base de registo - resina ou cera, rebordo de oclusão - cera ou material de

| registo - pasta ou gesso. |

Os autores[21] realizaram uma investigação para estudar as viscosidades de oito materiais de registo interoclusal 30 segundos após o início da mistura e para comparar o tempo para atingir a viscosidade "crítica" (TCV) de 5.000 poise para vários materiais IOR. Foram estudados um ZOE, um poliéter e seis materiais IOR de polissiloxano vinílico. As viscosidades do material de polimerização foram monitorizadas com um viscosímetro de cone e placa.

O autor concluiu que:

1.   A viscosidade do ZOE a 30 segundos foi a mais baixa dos oito materiais testados.

2.   Foi determinado o TCV para que o material IOR atingisse uma viscosidade de 5.000 poise. O TCV de cinco dos seis materiais de vinil-polisiloxano não ultrapassou 1 minuto, sendo que um deles não ultrapassou 30 segundos. O TCV do poliéter foi de cerca de 71 segundos. O ZOE apresentou um TCV de cerca de 115 segundos, o mais longo dos materiais testados.

3.   As várias viscosidades dos diferentes materiais IOR devem ser consideradas ao fazer uma seleção clínica.

Os autores[22] realizaram um estudo para avaliar quatro materiais de registo (poliéter, polivinil siloxano, resina acrílica e cera) quanto à sua capacidade de registar, manter e reproduzir com precisão a relação vertical interoclusal; foi utilizado um aparelho metálico para representar os arcos opostos e um duplicado de resina epóxi para representar os moldes de trabalho; as discrepâncias verticais produzidas pela presença dos registos foram medidas após o seu reposicionamento no aparelho metálico e após a sua transferência para os moldes. Foi efectuada uma ANOVA de duas vias

O autor concluiu que o encerramento através de materiais de registo interoclusais e a remoção e reposicionamento do aparelho produziram pequenas discrepâncias verticais com diferenças clinicamente insignificantes entre os materiais testados. Quando os registos de todos os materiais testados foram transferidos para moldes, foram encontradas discrepâncias verticais de aproximadamente 0,5 mm, o que constitui uma preocupação clínica.

Os autores[23] descreveram a utilização de três dispositivos que substituem os aros de cera no registo da posição intermaxilar e do VDO em pacientes completamente desdentados que foram tratados com implantes Branemark.

Os dispositivos consistem num "dente" mecânico que pode ser ajustado em todas as 3 dimensões do espaço e em duas placas que suportam o material de registo. O dente mecânico é ligado a um pilar na região anterior e é estabelecido um contacto com um dente na mandíbula oposta na V.D. em que o paciente será restaurado. Isto permite ao operador posicionar a mandíbula em R.C. numa condição de desprogramação neuromuscular e na ausência de interferências posteriores. As duas placas metálicas são depois fixadas ao pilar posterior, uma de cada lado, e suportam a cera e a pasta ZOE utilizadas para registar a posição intermaxilar acabada de estabelecer.

O autor[24] propôs que, ao fazer um registo interoclusal, devem ser seguidos certos princípios básicos para produzir resultados óptimos. Estes incluem a eliminação da disfunção muscular da ATM, a realização do registo nas dimensões verticais oclusais correctas, a escolha de um registo preciso e dimensionalmente estável e a seleção de um método adequado de orientação mandibular. Também é necessário verificar a exatidão do registo após a conclusão e, em terapias complexas, é prudente marcar uma consulta separada para o registo da relação maxilomandibular.

O autor[25] propôs que a periodicidade circadiana afecta significativamente os registos de R.C. para a população edêntula. Realizou um estudo em 30 pacientes edêntulos que foram divididos em três grupos e as suas próteses foram remontadas duas vezes no mesmo dia. As próteses de 10 pacientes foram remontadas duas vezes de manhã, 10 pacientes uma vez de manhã e outra vez à tarde e 10 pacientes duas vezes à tarde.

As medições das alterações destes registos revelaram:

1.   Não há diferenças significativas entre a direita e a esquerda, nem entre as posições sagitais horizontais.

2.   diferenças significativas dois dos oito eixos x,y,z e

3. Diferenças significativas entre os grupos horários AM vs AM-PM e entre os grupos horários PM vs AM-PM.

O autor concluiu que o processo de fabrico de próteses deve incluir este fenómeno. É possível tratar os pacientes edêntulos perto do meio do dia, diluindo assim o efeito da variação circadiana, ou proporcionar algum grau de liberdade oclusal.

Os autores[26] realizaram um estudo para medir o nível de replicabilidade de uma técnica clinicamente aceite para registar as relações cêntricas utilizando a ponta do queixo - orientação com um programador anterior semelhante ao Luciajig.

O autor concluiu que a técnica de orientação do ponto do queixo, utilizando um programador anterior, parece ser um método replicável de localização da relação cêntrica. O registo sequencial da relação cêntrica foi repetível em 60% dos pacientes estudados. A variabilidade média encontrada em 40% dos pacientes deste estudo foi de cerca de +0,20mm ou - 0,20mm ao nível dos côndilos.

Os autores[27] descreveram uma técnica para obter o registo maxilo-mandibular em pacientes com próteses completas. O rebordo maxilar foi formado com técnicas convencionais. O rebordo mandibular foi feito com massa de impressão plástica de modelagem sobre uma base de registo formada pelo paciente na zona neutra. O rebordo mandibular foi reaquecido e o doente determina a dimensão vertical oclusal através da deglutição. É efectuada uma impressão do rebordo maxilar no rebordo mandibular na dimensão vertical oclusal. A extensão posterior do rebordo mandibular foi aliviada 1 mm. São colocados entalhes de orientação em ambos os rebordos e a relação cêntrica é registada com um material de polissiloxano vinílico de secagem rápida.

O autor concluiu que, à medida que o paciente molda funcionalmente o bordo mandibular para a área da zona neutra, é criada uma base de registo mais estável com esta técnica.

Os autores[28] realizaram o estudo com o objetivo de investigar a relação entre a relação vertical e a relação cêntrica e responder às seguintes questões: 1. A R.C., determinada pelo traçado da ponta da agulha, é reproduzível no mesmo indivíduo, na mesma sessão, nos diferentes graus de separação da mandíbula? 2. A posição cêntrica da mandíbula desvia-se lateralmente da linha média com um aumento da separação da mandíbula? Foram obtidos traçados de pontos de agulha dos 10 indivíduos em 5 graus diferentes de separação da mandíbula.

O autor concluiu que:

1.   Todos os indivíduos apresentaram alteração anteroposterior da posição da relação cêntrica em função do aumento da dimensão vertical (D.V.) entre os maxilares. A posição da relação cêntrica mandibular deslocou-se posteriormente quando a V.D. entre os maxilares foi aumentada.

2.   Dois sujeitos mostraram apenas um desvio lateral insignificante em qualquer grau de abertura, enquanto um sujeito mostrou desvios consistentes da linha média quando o V.D. entre as mandíbulas foi aumentado.

3.   O traçado da ponta da agulha num determinado V.D. de separação da mandíbula sob as mesmas condições controladas, no mesmo indivíduo, na mesma posição sentada, não foi significativamente diferente.

Com base neste estudo, o procedimento de rastreio da ponta da agulha é fiável.

Os autores[29] realizaram um estudo para avaliar a relação entre o ápice do arco gótico e a relação cêntrica assistida pelo dentista. Um grupo de 25 indivíduos entre 25 e 35 anos de idade foi escolhido para esse estudo. Todos tinham uma dentição saudável completa ou quase completa.

As evidências sugeridas por este estudo sugerem que a posição mais posterior da mandíbula assistida pelo dentista não é mais reproduzível ao longo de várias visitas do que o ápice do traçado da arcada gótica. Os dados indicam que, em alguns casos, o traçado da arcada gótica era de facto mais posterior do que a posição assistida pelo dentista na mesma consulta em qualquer indivíduo em particular.

Os autores[30] realizaram um estudo para avaliar a precisão de vários métodos de registo e avaliar uma possível influência dos materiais utilizados. O objetivo do estudo era investigar as seguintes questões:

1.	Com que exatidão pode ser registada a posição cêntrica do côndilo?

2.	Será que os diferentes materiais e métodos de registo influenciam a precisão? O estudo foi realizado utilizando vários métodos e materiais de registo: Registo do ponto de apoio central, registo da pastilha de folha de estanho, registo do gabarito frontal e registos da pastilha de cera refinada e não refinada.

O autor concluiu que não existe um método ideal nem um material ideal para o registo da posição cêntrica do côndilo através de mordidas de controlo ou do ponto de apoio central. Todos os métodos de registo investigados forneceram resultados semelhantes com uma precisão espacial média de 0,3 mm. Além disso, nem todos os registos da posição cêntrica do côndilo são bem sucedidos, ocorrendo diferenças de mais de 2 mm com todos os métodos. Por conseguinte, é crucial produzir vários registos e verificar a precisão através de um split-cast. Além disso, a separação interoclusal deve ser mantida tão pequena quanto possível quando são utilizados eixos de articulação arbitrários para a transferência do arco facial.

Os autores[31] realizaram um estudo para avaliar a influência das competências do operador no registo da mordida. Foram seleccionados 86 estudantes de medicina dentária como sujeitos. Um especialista em prótese dentária deslocou a mandíbula do sujeito para cima e para baixo, guiando-a suavemente para trás até que esta rodasse no seu eixo retruído. Uma vez estabelecidos os contactos dentários iniciais, o operador verificou-os utilizando um papel de articulação fino (método direto). Por outro lado, seis operadores mais jovens, seguindo instruções precisas do especialista sobre a técnica de orientação da mandíbula, examinaram cada um dos indivíduos para a localização dos contactos RCP utilizando o método indireto. Foi utilizado material de impressão à base de silicone para o registo da mordida, enquanto o sujeito mantinha o maxilar nesta posição de contacto.

Os resultados do estudo concluíram que, pelo método direto, o contato dentário no primeiro pré-molar foi o mais frequente e o número de indivíduos que possuíam contatos dentários unilaterais foi maior do que os bilaterais. Por outro lado, no caso do método indireto, realizado por operadores mais jovens, os padrões de contato dentário diferiram significativamente dos do método direto. Neste caso, as localizações dos contactos dentários na PCR foram semelhantes aos padrões na posição intercuspídea.

O resultado sugeriu que os contactos dentários no primeiro pré-molar são possivelmente um fator chave para o RCP mandibular e que a dificuldade nos padrões de contacto dentário entre os métodos direto e indireto pode depender da falta de habilidade dos operadores mais jovens.

O autor[32] discutiu os problemas em relação aos procedimentos mecânicos necessários para relacionar a mandíbula com a maxila. Não existe um único material ideal que possamos colocar entre os dentes que permita ao paciente fechar numa posição de dobradiça terminal perfeita. Isso é especialmente verdadeiro em pacientes com engramas fortes. O autor descreveu uma técnica de registo da relação cêntrica.

São descritas as etapas críticas da técnica.

1. Localizar os centros de rotação, (a) eixo da dobradiça, e (b) centros de rotação lateral.

2. Preparar o molde superior para a técnica do molde dividido.

3. Relacionar o molde superior preparado com os centros de rotação por meio de uma transferência de arco facial.

4. Formar o tabuleiro das bolachas de cera.

5. Construir e ajustar o gabarito de relação cêntrica de forma a interromper a ação reflexa dos músculos e permitir um encerramento normal dos maxilares.

6. Verificar a pastilha e o dispositivo para se certificar de que não há contacto de dentes com a pastilha de cera.

7. Efetuar os registos da relação centrada interoclusal.

8. Aparar os registos inter-oclusais com uma tesoura de tecido curvo com serrilhas numa das lâminas.

9. Substituir os discos na boca para eliminar qualquer possível distorção dos mesmos.

10. Relacionar o molde inferior com o molde superior através do registo interoclusal

e fixar o molde ao articulador.

11. Verificar a precisão da montagem utilizando o segundo e o terceiro registos interoclusais e observando o encaixe das partes do molde dividido.

O autor concluiu que este método nos permitiu verificar de forma consistente e precisa um registo de relação cêntrica em relação a outro. A diferença importante entre este procedimento e outros em que foram utilizados batentes anteriores é que o ajuste do gabarito DuraLay é responsável por treinar o paciente a colocar a sua mandíbula na relação cêntrica. Não é necessária nenhuma competência especial para efetuar o procedimento e este pode ser realizado por qualquer dentista.

O autor[33] realizou um estudo para comparar as posições condilares obtidas por dois métodos de registo das relações cêntricas interoclusais. Foram fabricados moldes em pedra para 8 adultos dentados. Os pontos do eixo da charneira foram localizados e um arco facial do eixo da charneira foi utilizado para transferir os registos para o articulador Whip-mix. O molde mandibular foi articulado com um registo CR. Os postes condilares da estrutura mandibular do articulador foram substituídos por uma barra contendo duas hastes pontiagudas (Buhnegraph). As hastes pontiagudas foram

O ponto de eixo do articulador foi utilizado como posição de referência básica para orientar e comparar os três tipos de registos interoclusais. O ponto de eixo do articulador foi utilizado como posição de referência de base para orientar e comparar os três tipos de registos interoclusais.

O primeiro método era a orientação manual do queixo. Era guiado por um batente anterior (cera ou acrílico). Contrações musculares pesadas (Aluwax/registro "A") e leves (resina acrílica jig-ZOE/registro "B") foram usadas para assentar os côndilos superiormente, enquanto formavam impressões dos dentes posteriores em registros chaveados. O segundo método estimulou eletricamente as contracções musculares utilizando o Myo-Monitor (registo "C") e um meio de registo de resina entre as superfícies oclusais opostas dos dentes. As pontas das hastes dos ponteiros foram marcadas no papel gráfico com os moldes suportados pelo registo. A ampliação fotográfica foi utilizada para estudar as diferentes posições condilares médias registadas.

<u>Resultados</u>:

os registos "A" apresentaram o maior número de posições condilares superiores.

Os registos "B" estavam situados em posição inferior aos "A".

Os registos "C" foram os menos consistentes.

Os registos "B" estavam mais próximos do eixo da dobradiça do articulador.

A diferença entre as posições condilares obtidas com os registos "A" e "B" é explicada em termos da magnitude da contração muscular: O ZOE requer vários minutos para endurecer e é difícil para o paciente manter uma forte contração muscular durante todo o tempo. Se o objetivo do tratamento for desenvolver uma nova relação oclusal para coincidir com a posição condilar mais retruída e superior, será útil uma técnica de relação cêntrica que empregue uma forte contração muscular. O autor concluiu que o dispositivo de Buhnegrph demonstrou ser um excelente método para comparar as posições condilares obtidas a partir de vários tipos de registos interoclusais.

Os autores[34] realizaram um estudo para investigar a variabilidade dos registos da relação cêntrica da mandíbula obtidos utilizando diferentes técnicas clinicamente aceitáveis que estão atualmente (1972) em uso. As técnicas comparadas são:

1. Deglutição ou fecho livre: Defendida por Shanahan

2. Orientação do ponto de vista do queixo: Descrita por McCollum

3. Orientação da ponta do queixo com anteriorjig: Descrito por Lucia

4. Manipulação bilateral: Utilizada por aqueles que aderem à técnica do trajeto gerado funcionalmente.

5. Myomonitor: Uma técnica que utiliza eléctrodos para fornecer impulsos ao 5th nervo craniano, bem como à divisão mandibular do 4th nervo craniano.

Os resultados são expressos como uma variabilidade mediana para a quantidade de registos que se desviaram do seu ponto médio. Os registos de deglutição apresentaram um desvio de 0,40 mm. Os registos de orientação da ponta do queixo desviaram-se

0,14mm. Os registos de orientação da ponta do queixo com gabarito anterior desviaram-se 0,07 mm. Os registos de manipulação bilateral apresentaram um desvio de 0,05mm. O myomonitor produziu uma variabilidade de 0,38mm. Os autores concluíram que a manipulação bilateral produziu a menor área de deslocamento dos registos da relação maxilomandibular quando comparada com as outras técnicas testadas. Os registros mais protrusivos foram realizados com a técnica do tree-closure ou do myomonitor. Os registos mais retrusivos foram feitos com a orientação da ponta do queixo com um gabarito anterior.

O autor[35] descreveu um novo dispositivo para registar com precisão a relação cêntrica, designado por O. S. U. Woelfel LeafWafer. A relação cêntrica é registada utilizando uma pastilha fina e flexível perfurada com um revestimento fino de mylar em ambos os lados. Utiliza-se um calibrador de folha para proporcionar a separação mínima dos incisivos necessária para evitar o contacto com os dentes posteriores (para evitar um padrão de encerramento adaptativo ou engrama). Um material de registo interoclusal, como o ZOE, é colocado em ambos os lados da pastilha e o doente fecha-se sem ajuda na posição CR. O material pode ser cortado e verificado intra-oralmente. O registo deve ser utilizado no prazo de 15 minutos para evitar alterações dimensionais com o material de registo. As vantagens de um calibre de lâminas incluem: o fecho sem assistência do paciente em RC, a propriocepção do ligamento periodontal é eliminada e potencialmente anula os engramas do paciente. Concluiu que o método é rápido e fácil para o doente e que podem ser feitos vários registos. Pode haver a preocupação de que o registo seja feito com a cabeça do doente inclinada para trás e que o medidor de folha não seja um plano plano para os incisivos ocluírem. O registo obtido pode não corresponder a uma posição anterior superior.

3. Discussão

TERMINOLOGIAS BÁSICAS[36] :

- Relação centrada :

1: A relação maxilomandibular em que os côndilos se articulam com a porção avascular mais fina dos respectivos discos, com o complexo em posição antero-superior contra as formas das eminências articulares, sendo esta posição independente do contacto dentário. Esta posição

é clinicamente discernível quando a mandíbula é direccionada superior e anteriormente. Restringe-se a um movimento puramente rotativo em torno do eixo horizontal transversal (GPT-5)

2: A relação fisiológica mais retruída da mandíbula com a maxila, a partir da qual o indivíduo pode efetuar movimentos laterais. É uma condição que pode existir em vários graus de separação da mandíbula. Ocorre em torno do eixo da dobradiça terminal (GPT-3)

3: A relação mais retruída da mandíbula com o maxilar quando os côndilos estão na posição mais posterior sem tensão nas fossas glenóides a partir da qual o movimento lateral pode ser feito em qualquer grau de separação da mandíbula (GPT-I)

4: A relação mais posterior do maxilar inferior com o maxilar superior a partir da qual podem ser efectuados movimentos laterais numa determinada dimensão vertical (Boucher)

5: Uma relação entre a maxila e a mandíbula em que se pensa que os côndilos e os discos estão na posição mais média e superior. A posição tem sido difícil de definir anatomicamente, mas é determinada clinicamente através da avaliação do momento em que a mandíbula pode articular-se num eixo terminal fixo (até 25 mm). É uma relação clinicamente determinada da mandíbula com a maxila quando os conjuntos de discos do côndilo estão posicionados na sua posição mais superior na fossa mandibular e contra a inclinação distal da eminência articular (Ash)

6: A relação da mandíbula com o maxilar quando os côndilos estão na posição mais alta e mais recuada nas fossas glenóides. Esta posição pode não ser registada na presença de disfunção do sistema mastigatório.

7: Uma posição clinicamente determinada da mandíbula, colocando ambos os côndilos na sua posição superior anterior. Esta posição pode ser determinada em doentes sem dor ou desarranjo na ATM (Ramsfjord).

- **Oclusão cêntrica** :

A oclusão dos dentes opostos quando a mandíbula está em relação cêntrica.

Esta pode ou não coincidir com a posição intercuspídea máxima-comp POSIÇÃO INTERCUSPAL MÁXIMA

- **Posição Intercuspal Máxima**:

A intercuspidação completa dos dentes opostos, independentemente da posição do côndilo, por vezes referida como o melhor ajuste dos dentes, independentemente da posição do côndilo - também designada por intercuspidação máxima - com a OCCLUSÃO CENTRÍFICA.

- **Excêntrico**

l: que não tem o mesmo centro 2: que se desvia de uma trajetória circular 3: que se situa noutro local que não o centro geométrico 4: qualquer posição da mandíbula que não seja a sua posição normal. Relação excêntrica da mandíbula: qualquer relação entre as mandíbulas que não seja uma relação cêntrica.

- **Registo interoclusal**:

Um registo da relação posicional dos dentes ou arcadas opostos;

um registo da relação posicional dos dentes ou maxilares entre si.

- **Registo de relações centradas:**

Um registo da relação da maxila com a mandíbula quando esta se encontra em relação cêntrica. O registo pode ser obtido intra-oralmente ou extra-oralmente.

ANATOMIA BÁSICA[37] :

-Os principais componentes do disco temporomandibular separam a fossa mandibular e o tubérculo articular do osso temporal do processo condilar da mandíbula.

-As superfícies articulares dos processos e fossas condilares estão cobertas por tecido fibroso avascular (em contraste com a maioria das outras articulações, que têm cartilagem hialina).

-O **Disco Articular** é constituído por tecido conjuntivo denso; também é avascular e desprovido de nervos na área onde normalmente ocorre a articulação. *Posteriormente,* está ligado a tecido conjuntivo frouxo e vascularizado; o coxim retrodiscal ou zona bilaminar, que se liga à parede posterior da cápsula articular que envolve a articulação. Em termos *médicos e de catering,* o disco está firmemente ligado aos pólos do processo condilar. *Anteriormente,* funde-se com a cápsula e com o músculo pterigóideo lateral superior. *Superior e inferiormente* ao disco articular existem dois espaços, as cavidades sinoviais superior e inferior. Estas são delimitadas perifericamente pela cápsula e pelas membranas sinoviais e estão cheias de líquido sinovial. Devido à sua fixação firme aos pólos de cada processo condilar, o disco acompanha o movimento condilar durante a articulação e a translação, o que é possível graças à fixação frouxa dos tecidos conjuntivos posteriores.

Ligamentos (Tabela:I)

-O corpo da mandíbula está ligado à base do crânio por músculos e também por três ligamentos emparelhados (o temporomandibular (lateral), o esfenomandibular e o estilomandibular). Os ligamentos não podem ser esticados significativamente, pelo que limitam o movimento das articulações.

-Os ligamentos temporomandibulares limitam a quantidade de rotação da mandíbula e protegem as estruturas da articulação, limitando os movimentos da borda. -Os ligamentos esfenomandibular e estilomandibular limitam a separação entre o processo condilar e o disco; os ligamentos estilomandibulares também limitam os movimentos protrusivos da mandíbula

Mesa:!

LIGAMENTOS MANDIBULARES			
Temporomandibular	**Origem**	**Inserção**	**Função**
- Superficial	Superfície exterior da eminência articular	Aspeto posterior do colo do processo condilar	Limita a rotação mandibular na abertura
- Medial	Crista articular	Aspeto lateral de eminência	Limites posteriores movimentos
		pescoço processo condilar	
Esfenomandibular Estilomandibular	Coluna vertebral do processo estiloide do esfenoide	Inferiormente à língula mandibular e fáscia músculo pterigoide medial	Acessório da articulação Ângulotemporomandibular; influência no movimento domandibular contestada Limita a protrusão extrema da mandíbula; influência no movimento mandibular contestada

Musculatura (Tabela:II)

-Vários músculos são responsáveis pelos movimentos mandibulares. Eles podem ser agrupados em **Músculos da Mastigação e Músculos Supra-hióideos**. Os primeiros incluem o temporal, o masseter e os pterigóides medial e lateral; os segundos são o genio-hióideo, o milo-hióideo e o digástrico.

As funções dos músculos mandibulares são eventos complexos e bem coordenados. Os três músculos emparelhados da mastigação proporcionam a elevação e o movimento lateral da mandíbula.

Músculos da Mastigação

	Origem	Inserção	Inervação	Fornecimento vascular	Função
Temporal	Superfícies laterais do crânio	Processo coronoide e bordo anterior do ramo	Nervo temporal (ramo do mandibular)	Artérias temporais médias e profundas (ramos das artérias temporais superficiais e maxilares)	Eleva e retrai a mandíbula, e ajuda na rotação, ativa no cerramento
Masseter	Arco zigomático	Ângulo da mandíbula	Nervo masséter (divisão do trigémeo)	Artéria massetérica (ramo da maxilar)	Eleva e protrai a mandíbula, ajuda no movimento lateral, ativa no cerramento
Pterigoide medial	Fossa pterigoide e superfície medial do	Superfície medial do ângulo da mandíbula	Nervo pterigóideo medial (divisão de	Ramo da artéria maxilar	Eleva a mandíbula, causando uma deslocação lateral
	placa		trigémeo)		movimento e

	pterigóidea lateral				saliência
Pterigoide lateral superior	Superfície infratemporal da asa maior do esfenoide	Cápsula articular e disco, colo do côndilo	Ramo do nervo masséter ou do nervo bucal	Ramo da artéria maxilar	Posições disco no encerramento
Pterigoide lateral inferior	Superfície lateral da placa pterigoide lateral	Pescoço côndilo	Ramo do nervo masséter ou do nervo bucal	Ramo da artéria maxilar	Projeta e deprime a mandíbula, causa movimento lateral
Milohióide	Superfície interna da mandíbula	Raio hioide e milohióide	Ramos do nervo milo-hióideo (divisão do trigémeo)	Submental artéria	Eleva e estabiliza o hioide
Geniohióide	Tubérculo genial	Hioide	Primeiro cervical através do nervo hipoglosso	Ramo da artéria lingual	Eleva e puxa o hioide para a frente
Anterior barriga de fora	Tendão ligado a	Fossa digástrica	Ramo de Milohióide	Ramo do facial	Eleva o hioide,
digitálico	hioide por	(bordo	nervo	artéria	deprime o

	fáscia	inferior da mandíbula)	(divisão do trigémeo)		maxilar

-São eles o temporal, os masséteres e os pterigóides mediais. Os músculos pterigóides laterais, cada um com dois ventres, funcionam horizontalmente durante a abertura e o fecho; o ventre inferior está ativo durante a protrusão, a depressão e o movimento lateral; o ventre superior está ativo durante o fecho. Acredita-se que o último auxilia na manutenção da integridade do conjunto côndilo-disco, puxando o processo condilar firmemente contra o disco, porque o ventre superior demonstrou estar ligado ao disco e ao colo do côndilo.

Os músculos do grupo supra-hióideo têm uma função dupla. Podem elevar o osso hioide ou deprimir a mandíbula. O movimento que resulta da sua contração depende do estado de contração dos outros músculos da região do pescoço e da mandíbula. Quando os músculos da mastigação estão em estado de contração, os supra-hióideos elevam o osso hioide. No entanto, se os músculos infra-hióideos estiverem contraídos, os supra-hióideos irão deprimir e retrair a mandíbula.

O genio-hióideo e o milo-hióideo iniciam os movimentos de abertura, e o ventre anterior do digástrico completa a depressão mandibular.

<u>Dentição</u>:

-As posições relativas dos dentes maxilares e mandibulares influenciam o movimento mandibular. Muitas oclusões "ideais" foram descritas. Na maioria destas, os dentes maxilares e mandibulares contactam simultaneamente quando os processos condilares estão completamente assentes nas fossas mandibulares e os dentes não interferem com o movimento harmonioso da mandíbula durante a função. Na posição totalmente assentada bilateral dos conjuntos côndilo-disco, os dentes maxilares e mandibulares idealmente exibem máxima intercuspidação.

-Se a cúspide mesiovestibular do primeiro molar superior estiver alinhada com o sulco vestibular do primeiro molar inferior, e existir uma relação ortodôntica de Classe I de Angle, é considerada normal. Nesta relação, os dentes anteriores sobrepõem-se horizontal e verticalmente.

B) Movimentos mandibulares

-O movimento mandibular complexo e tridimensional pode ser dividido em dois componentes básicos: **translação**, quando todos os pontos de um corpo têm o mesmo movimento, e **rotação**, quando o corpo gira em torno de um eixo. **PLANOS DE REFERÊNCIA**

Plano Sagital

-No plano sagital, a mandíbula é capaz de um movimento puramente rotacional, bem como de translação. A rotação ocorre em torno do eixo da charneira terminal (uma linha horizontal imaginária que passa pelos centros de rotação dos processos condilares esquerdo e direito).

Fig: A, A rotação da mandíbula num plano sagital pode ser feita em torno do eixo da dobradiça terminal. B, após cerca de 12 mm de abertura incisal, a mandíbula é forçada a transladar. C, abertura máxima; os côndilos foram transladados.

-O movimento de rotação é limitado a cerca de **12 mm** de separação dos incisivos antes que os ligamentos temporomandibulares e as estruturas anteriores ao processo mastoide forcem a mandíbula a transladar. O movimento inicial de rotação ou articulação ocorre entre o côndilo e o disco articular.

Durante a translação, o músculo pterigoide lateral contrai-se e move o conjunto côndilo-disco para a frente ao longo da inclinação posterior do tubérculo. O movimento condilar é semelhante durante o movimento mandibular protrusivo.

Plano horizontal

-No plano horizontal, a mandíbula é capaz de rodar em torno de vários eixos verticais.

Fig: A rotação no plano horizontal ocorre durante o movimento lateral da mandíbula. O eixo vertical está situado no processo condilar.

-Por exemplo, o movimento lateral consiste na rotação em torno de um eixo situado no processo condilar de trabalho *(laterotrusivo)* com relativamente pouca translação simultânea. Uma ligeira translação lateral - conhecida como **movimento de Bennett**, **deslocamento lateral da mandíbula** ou *laterotrusão* - está frequentemente presente. Esta pode ser ligeiramente para a frente ou ligeiramente para trás (lateroprotrusão ou lateroretrusão).

O côndilo orbitário (não funcional) desloca-se para a frente e medialmente, limitado pelo aspeto medial da fossa mandibular e pelo ligamento temporomandibular. Finalmente, a mandíbula pode fazer um movimento protrusivo reto.

Plano frontal

Quando se observa um movimento lateral no plano frontal, o côndilo *mediotrusivo* (ou não funcional) desloca-se para baixo e medialmente, enquanto o côndilo *laterotrusivo* (ou funcional) roda em torno do eixo sagital perpendicular a este plano.

Fig: Movimentos laterais e protrusivos no plano frontal

-Ainda, conforme determinado pela anatomia da parede medial da fossa mandibular no lado mediotrusivo, pode ser observada uma *transtrusão*: conforme determinado pela anatomia da fossa mandibular no lado laterotrusivo, esta pode ser lateral e ascendente ou lateral e descendente (***laterosurtursão e laterodetrusão***).

- Movimento protrusivo retilíneo observado no plano frontal, com ambos os côndilos no plano frontal, com ambos os processos condilares a deslocarem-se para baixo à medida que deslizam ao longo das eminências tuberculares.

Movimentos fronteiriços

Os movimentos mandibulares são limitados pelas articulações e ligamentos temporomandibulares, pelo sistema neuromuscular e pelos dentes. *Posselt* foi o primeiro a descrever os extremos do movimento mandibular, que ele chamou de ***movimentos de borda.***

Posselt utilizou uma representação tridimensional dos movimentos extremos que a mandíbula é capaz de efetuar. Todos os movimentos mandibulares possíveis ocorrem dentro dos seus limites.

-A partir das posições intercuspídeas na via protrusiva, os incisivos inferiores são inicialmente guiados pela concavidade lingual dos dentes anteriores superiores. Isto leva a uma perda gradual do contacto com os dentes posteriores à medida que os incisivos atingem a posição de borda a borda. Isso é representado no diagrama de PosselTs pela inclinação inicial para baixo.

- À medida que a mandíbula se move mais protrusivamente, os incisivos deslizam sobre uma trajetória horizontal que representa a posição de borda a borda, após a qual os incisivos inferiores se movem para cima até que ocorra um novo contacto com os dentes posteriores. O movimento protrusivo adicional da mandíbula ocorre tipicamente sem contacto dentário significativo.

- O bordo mais à direita do *sólido de Posselfs* representa o traço de abertura e fecho mais saliente.

- A posição máxima de abertura da mandíbula é representada pelo ponto mais baixo do diagrama.

- A margem esquerda do diagrama representa o traço de fecho mais recuado.

Determinantes posteriores e anteriores:

As características do movimento mandibular são estabelecidas posteriormente pela morfologia das articulações temporomandibulares e anteriormente pela relação dos dentes anteriores.

-Os *determinantes posteriores*; forma das eminências articulares, anatomia das paredes mediais das fossas mandibulares, configuração dos processos condilares mandibulares não podem ser controlados, nem é possível influenciar as respostas neuromusculares do paciente, a não ser por meios indirectos (através da alteração da configuração dos dentes em contacto ou da colocação de um aparelho oclusal).

Fig: Determinantes posteriores da oclusão: A; Ângulo da eminência articular (orientação condilar). 1. Plano,2, médio;3, acentuado. B, Anatomia das paredes mediais da fossa mandibular. 1, maior média; 2, média; 3, desvio lateral mínimo.

-Se um paciente tiver *eminências muito inclinadas*, haverá um grande componente descendente do movimento condilar durante as **excursões** laterais e protrusivas. Da mesma forma, *a anatomia da parede medial de cada fossa* normalmente permite que o côndilo se desloque ligeiramente para medial à medida que se desloca para a frente (deslocamento lateral da mandíbula, ou transtrusão). O deslocamento lateral tornar-se-á maior à medida que a extensão do movimento medial aumenta. No entanto, a anatomia da articulação dita a trajetória real e o momento do movimento condilar.

-O movimento do processo condilar laterotrusivo ou operante é influenciado predominantemente pela *anatomia da parede lateral da fossa mandibular*. A quantidade de deslocamento lateral é, naturalmente, uma função do côndilo mediotrusivo ou não operante; no lado operante, no entanto, é a anatomia do aspeto lateral da fossa que guia o côndilo operante diretamente para fora, para cima e para baixo.

Os *determinantes anteriores* são as sobreposições verticais e horizontais e as concavidades linguais maxilares dos dentes anteriores. Estes podem ser alterados através de tratamento de restauração e ortodôntico.

-       Uma maior sobreposição vertical faz com que a direção da abertura mandibular seja mais vertical durante a fase inicial do movimento protrusivo e cria uma trajetória mais vertical no final do movimento mastigatório.

-       O aumento da sobreposição horizontal permite um movimento mais horizontal da mandíbula.

Movimentos funcionais

A maioria dos movimentos funcionais da mandíbula (como os que ocorrem durante a mastigação e a fala) ocorre dentro dos limites fisiológicos estabelecidos pelos dentes, pelas articulações temporomandibulares e pelos músculos e ligamentos da mastigação; portanto, esses movimentos raramente coincidem com os movimentos da borda.

Movimentos parafuncionais

Os movimentos parafuncionais da mandíbula podem ser descritos como actividades sustentadas que ocorrem para além das funções normais de mastigação, deglutição e fala. Existem muitas formas de actividades parafuncionais, incluindo bruxismo, cerrar os dentes, roer as unhas e mastigar lápis, entre outras.

Tipicamente, a parafunção manifesta-se por longos períodos de aumento da contração muscular e hiperatividade. Ao mesmo tempo, ocorre uma pressão oclusal excessiva e um contacto prolongado com os dentes, o que é inconsistente com o ciclo normal de mastigação. Durante um período prolongado, isto pode resultar em desgaste excessivo, alargamento do ligamento periodontal (PDL) e mobilidade, migração ou fratura dos dentes. Disfunção muscular, como mioespasmos.

RELAÇÃO CÊNTRICA (C.R), CONTACTO RETRUDIDO

POSIÇÃO (RCP) E OCLUSÃO CÊNTRICA (C.O)[38] :

- *A relação cêntrica* é a relação maxilomandibular em que os côndilos se articulam com a porção avascular mais fina do respetivo disco, com o complexo na posição anterior-superior contra as vertentes da eminência articular. Esta posição é independente do contacto dentário. Limita-se a um movimento puramente rotatório em torno do eixo horizontal transversal.

Posição de contacto retruída (RCP) - é a relação oclusal guiada que ocorre na posição mais retruída dos côndilos nas cavidades articulares. Uma posição que pode ser mais retruída do que a RC.

IMPORTÂNCIA DA R.C.P.

-RCP é considerada uma posição relativamente reproduzível e, como tal, útil no tratamento restaurador de indivíduos dentados e edêntulos e como ponto de referência para o registo de transferências, de modo a que os moldes possam ser montados em articuladores.

-Posselt, no seu tratado clássico "Estudos sobre a mobilidade da mandíbula humana", verificou que a posição retruída da mandíbula era reproduzível com uma precisão de 0,8 mm e, por conseguinte, podia ser designada como um movimento de fronteira.

Esta reprodutibilidade é conseguida em virtude da natureza não elástica da cápsula da articulação temporomandibular e do ligamento capsular associado.

INDIVÍDUOS DENTADOS

Nos pacientes dentados, o RCP é uma posição sem tensão da mandíbula em relação à maxila, que ocorre no(s) contacto(s) inicial(ais) com os dentes. Este contacto segue-se ao fecho em torno do eixo da dobradiça terminal, onde as cabeças condilares estão na sua posição mais anterior e superior nas fossas glenóides.

-Em 10% dos indivíduos dentados, a PCR coincide com a posição intercuspídea (PIC) ou MI ou C.O. Nos restantes, a PCR é infero-posterior à PIC em 0,5-2mm. O movimento da PCR para a PIC é conhecido como deslizamento.

INDIVÍDUOS DESDENTADOS

-Nestes indivíduos não existem contactos dentários naturais para definir um RCP nesta situação, os contactos dentários protéticos (ou o contacto do rebordo oclusal de cera) estarão ao longo da área retruída de fecho em algum ponto. Isto é ditado pela dimensão vertical oclusal (OVD) apropriada para estes pacientes, pois a mandíbula e a maxila estão em RC nesta OVD e é a partir daqui que o esquema oclusal protético é construído. Além disso, esta posição é o ponto de partida para o movimento mandibular excêntrico.

-Uma relação mandibular retruída é registada devido à sua reprodutibilidade relativa e para produzir estabilidade das bases da prótese, em conjunto com a falta de contactos interferentes na posição mandibular excêntrica. Pode também contribuir para a saúde da ATM e existe uma correlação positiva entre a utilização de próteses completas e a precisão do registo da RC.

UTILIZAÇÕES DO RCP NOS DOENTES DESNATADOS

-Em pacientes dentados, a localização e o registo reprodutível do PCR são importantes para:

1. Montagem de modelos num articulador. O movimento mandibular pode ser simulado devido à rotação pura em torno do eixo da dobradiça terminal.

2. Reorganização da oclusão do paciente numa nova OVD

3. Análise oclusal em casos de desgaste dentário, mobilidade dentária, deslocação, dor ou falha repetida da restauração.

4. Terapia de esplintagem oclusal.

5. *Distalização* da mandíbula para criar espaço no palato para restaurações anteriores.

6. Restauração de um dente que está envolvido na determinação do RCP.

7. Determinar a magnitude e a direção do deslizamento da PCR para a PIC, a fim de avaliar a força resultante aplicada à restauração anterior.

8. Análise da linha média em casos de assimetria facial, a fim de separar as causas dentárias e esqueléticas.

POSIÇÃO INTERCUSPAL - a íntercuspidação completa do dente oposto independente da posição condilar. Por vezes referida como a melhor adaptação dos dentes independentemente da posição condilar.

OCCLUSÃO CENTRÍFICA - a oclusão dos dentes opostos quando a mandíbula está em relação cêntrica, podendo ou não coincidir com a posição intercuspídea.

LIBERDADE EM CENTRIC[39]

Também conhecida como *"cêntrica longa"*. Liberdade em oclusão cêntrica quando a mandíbula é capaz de se mover anteriormente por uma curta distância no mesmo plano horizontal e sagital, mantendo o contacto dentário.

Em alternativa, não haverá liberdade na oclusão cêntrica se os dentes da frente ou a oclusão posterior não permitirem este movimento horizontal.

Dois exemplos comuns de oclusão que podem não ter esta liberdade são, em primeiro lugar, aqueles que têm uma relação de incisivos de classe II div. 2 e, em segundo lugar, quando a coroa anterior foi dotada de uma superfície palatina demasiado espessa.

__ORIENTAÇÃO MANDIBULAR NA POSIÇÃO DE CONTACTO RETRUÍDA__[58]

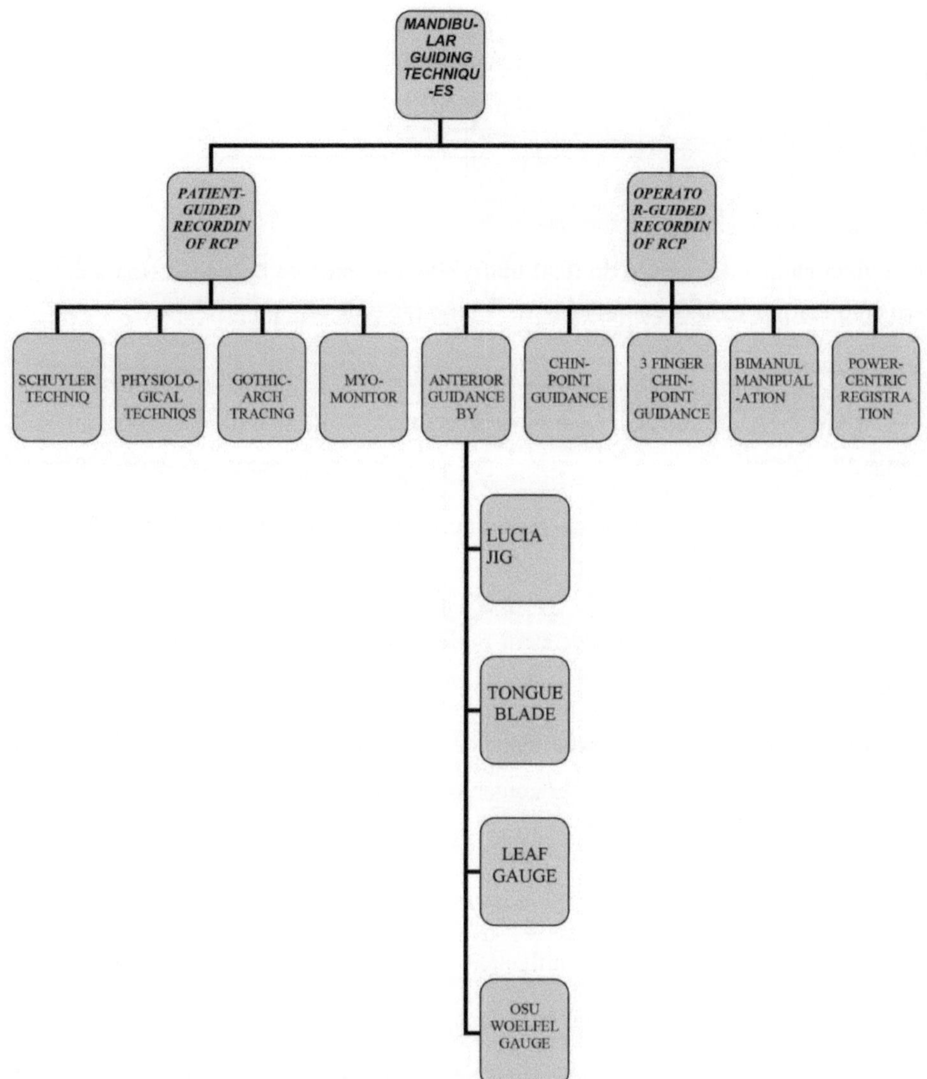

1. REGISTO GUIADO PELO DOENTE QF RCP:

A. *TÉCNICA SCHUYLER* : FIG

-Esta técnica rápida e simples implica que o paciente coloque a ponta da língua na parte de trás do palato e se feche numa ferradura de cera amolecida com uma ligeira pressão.

- Pode ser utilizado com aros de cera para pacientes desdentados.

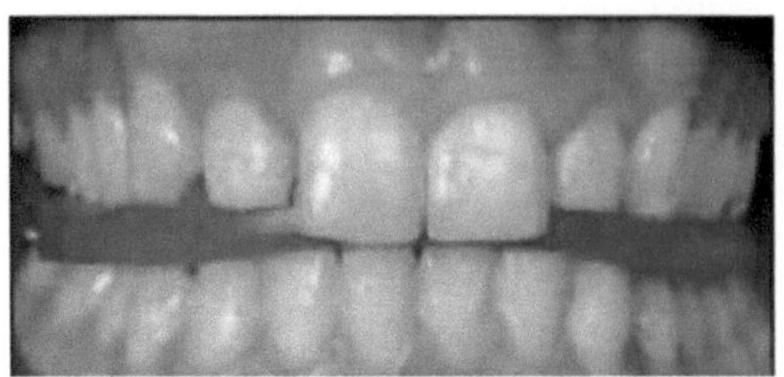

FIG : Vista clínica do registo do RCP utilizando a técnica de Schuyler. Neste caso, a cera amolecida em duas camadas actua como meio de registo

Desvantagens :

- Não há forma de verificar a natureza do contacto dentário indesejado ou a retrusão da mandíbula.

- O amolecimento não uniforme da cera pode levar a imprecisões no registo.

B. *TÉCNICA FISIOLÓGICA:*

- Este método utiliza cones de cera mole colocados posteriormente. O paciente engole várias vezes, simultaneamente a mandíbula retrocede e o registo é feito.

Desvantagem: para além da uniformidade da suavidade da cera, não há controlo sobre a retrusão mandibular nem qualquer contacto com os dentes.

- esta técnica é mais adequada para pacientes desdentados.

C. *TRAÇADO DO ARCO GÓTICO (PONTA DE SETA)* :

- Esta técnica foi descrita para utilização em pacientes dentados e edêntulos.

- Pode ser: traçado extra-oral e intra-oral

- As placas metálicas são adicionadas aos rebordos de cera superior e inferior. A placa inferior tem um pino central, que pode ser ajustado à altura da face oclusal desejada e em ângulo reto com o lado oposto. O pino é o único ponto de contacto entre a maxila e a mandíbula. O doente pratica as excursões mandibulares utilizando o dispositivo, após o que é adicionado um spray fino de oclusão à placa maxilar. Quando o doente reproduz os movimentos de excursão e o pino mandibular traça uma seta na placa maxilar, delineando as trajectórias destas excursões. O ponto de intersecção das três linhas indica a relação mandibular retruída. Esta disposição pode ser configurada para um registo extra-oral seguindo os mesmos princípios.

AVALIAÇÃO DO TRAÇADO DO ARCO GÓTICO

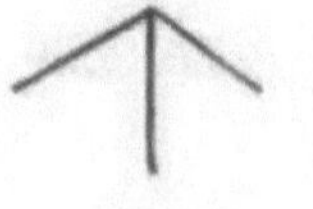

Classical, pointed form
The symmetry indicates an undisturbed movement sequence in the joints and uniform muscle guidance.

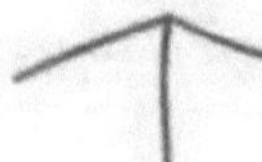

Classical flat form
The picture indicates distinct lateral movements of the condyles in the fossae.

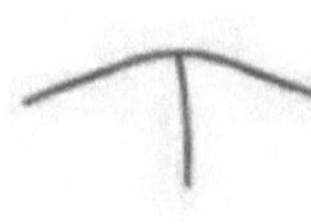

Weak Gothic arch tracing
The picture indicates a lax and negligent performance of the movements, most of all of the backward components. The registration must be repeated: Stronger movements must be demanded from the patient.

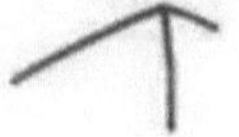

Asymmetrical form
The tracing indicates a distinct inhibition of the forward movement in the right joint.

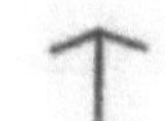

Miniature Gothic arch tracing
The tracing points to cramp-like movements, badly fitting and pain-causing record blocks, edentulous state of long standing with inhibited movement in the joints, badly constructed prosthetic appliances, etc.

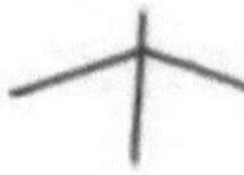

Vertical line protrudes beyond the arrow point
This tracing was produced either by forcible retraction or pushing of the mandible. It is, however, possible that the Gothic arch was obtained with a protruded mandible.

Desvantagens desta técnica :

- demorado

- Requer rebordos alveolares superiores e inferiores bem definidos e não deslocáveis para permitir bases acrílicas estáveis e retentivas.

- As línguas grandes também podem causar movimentos da base durante o traçado.

- Os movimentos excursivos verdadeiramente reprodutíveis são muitas vezes difíceis de recriar pelos doentes, produzindo assim um traçado imperfeito da ponta da seta que requer um elemento de interpretação.

**MYO-MONITOR**[40] _:_

- O myo-monitor é um dispositivo elétrico de estimulação da mandíbula que pretende produzir um registo oclusal preciso e reproduzível na posição oclusal vertical e horizontal mais compatível com a musculatura de cada paciente. Esta posição, conhecida como "Myo-Monitor centric", é alcançada durante o fecho mandibular involuntário e intermitente produzido pelo instrumento.

- Um exemplo é o Estimulador Muscular J-4, que produz uma estimulação pulsada de frequência ultra baixa dos músculos faciais e mastigatórios. Os eléctrodos de estimulação são colocados sobre os entalhes da coroideia e um elétrodo comum está localizado na nuca.

- Os defensores do mio-monitor sugerem que os músculos "fechadores da mandíbula" actuam simultaneamente, através da contração reflexa, para produzir uma posição mandibular retruída reproduzível.

- Os opositores sugerem que: jpd 1974 john reimen

1. A posição "Myo-monitor centric" determina um eixo de rotação que é anterior e inferior ao eixo da articulação terminal.

2. Posição "Myo-monitor centric", a mandíbula é anterior à sua posição tanto em C.R. como em C.O.

3. O registo "Myo-monitor centric" não resulta numa posição mandibular reprodutível.

4. O fecho mandibular produzido pelo Myo-monitor varia com as alterações na posição antero-posterior da cabeça.

5. O contacto dentário "Myo-monitor centric" ocorre normalmente antes do contacto dentário da relação cêntrica.

<u>II .REGISTO GUIADO PELO OPERADOR</u>

A. _**Método de orientação do ponto de queixo**_ : fig.

- O doente está sentado de forma direita e descontraída, com o médico posicionado à frente.

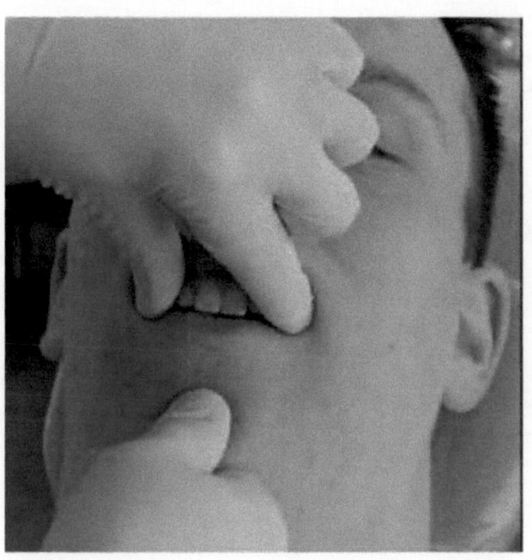

Uma visão clínica extra-oral do método de orientação da ponta do queixo para registar a PCR

- Uma pastilha de cera amolecida de duas camadas (1,4 mm de espessura) é empurrada suavemente contra as cúspides dos dentes maxilares com força suficiente para fazer ligeiras indentações nas cúspides.

- A bolacha é removida, arrefecida e colocada novamente para verificar o ajuste e a estabilidade.

- É aplicado um meio de registo na superfície mandibular da pastilha de cera e a mandíbula do paciente é guiada para um fecho em dobradiça pelo polegar e indicador do operador.

- Após vários movimentos suaves, o fecho da dobradiça é completado até que os dentes mandibulares apenas indentem o material de registo.

- O risco deste método é a facilidade com que os côndilos podem ser sobre-retruídos.

B. *Orientação da ponta do queixo com três dedos:* fig.

- Semelhante ao método de orientação pela ponta do queixo, exceto no que se refere à posição da mão do operador.

- É criado um tripé na ponta do queixo e no bordo inferior da mandíbula em ambos os lados com o polegar, o indicador e o terceiro dedo. É necessária uma orientação suave ao longo dos três dedos num plano médio-sagital.

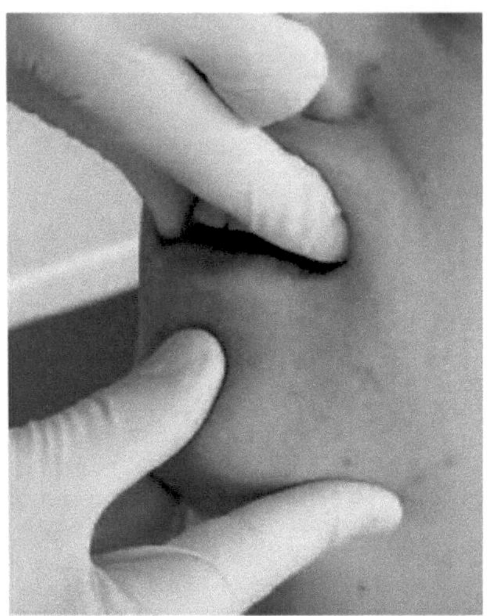

Vista extra-oral clínica do método de orientação da ponta do queixo com três dedos. Note-se a diferença na posição da mão do operador em comparação com a figura anterior.

- Isto encoraja a colocação anterior-superior dos côndilos, mas é necessário cuidado, pois é fácil desviar a mandíbula para um lado.

- Esta técnica não é recomendada para indivíduos edêntulos porque a posição da mão do operador pode levar à deslocação da base da prótese inferior.

C. *Método de manipulação bimanual:* fig.

- O doente é colocado em posição supina e o operador senta-se diretamente atrás dele.

- O quinto dedo de cada mão é colocado atrás do ângulo de cada mandíbula, com o quarto dedo posicionado à frente da mandíbula.

- Isto permite que os côndilos sejam direccionados anteriosuperiormente dentro das fossas glenóides.

- O terceiro dedo é colocado na superfície inferior do corpo da mandíbula, e o dedo indicador submentalmente na linha média.

-Os polegares estão posicionados lateralmente à sínfise.

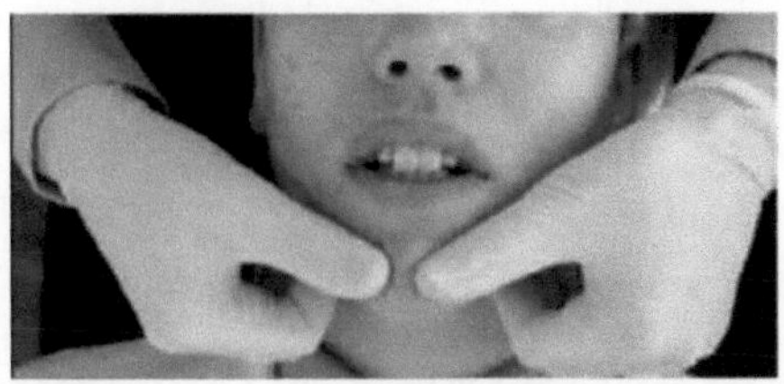

FIG. **Método de manipulação bimanual para registar a PCR. O operador posiciona-se atrás do doente em decúbito dorsal e ajuda a guiar suavemente a ATM para a posição mais ântero-superior dentro da fossa glenoide**

-Ao abrir e fechar algumas vezes no eixo da dobradiça, o doente relaxa e o registo pode ser efectuado.

-Esta técnica também pode ser utilizada para o paciente edêntulo, desde que o rebordo alveolar inferior esteja suficientemente desenvolvido para permitir o fornecimento de uma base inferior estável e retentiva.

- Um método alternativo, com o operador à frente do doente, consiste em utilizar o dedo indicador para estabilizar a base inferior do registo e a orientação é dada pelo polegar no queixo.

D. *Orientação anterior por um gabarito Lucia:* fig.

- A base do método Lucia Jig e das técnicas que se seguem é fornecer uma referência anterior.

- Este forma um tripé com os côndilos, ajudando-os a localizarem-se na posição mais ântero-superior da fossa glenoide.

- Com os dentes fora de contacto, toda a receção propioceptiva dos dentes e da musculatura é removida.

- Um batente anterior também estabiliza a mandíbula durante o registo e permite uma separação mínima dos dentes para que o meio de registo seja o mais fino possível.

- O Lucia Jig é fabricado em resina acrílica autopolimerizável num molde de estudo ou na boca.

- Na fase de massa, a resina acrílica é adaptada aos dentes anteriores superiores, utilizando parafina mole como separador. O acrílico palatino é manipulado de forma a cobrir os tecidos palatinos.

- O aspeto lingual deve inclinar-se posterior e superiormente num ângulo entre 40-60 graus e uma espátula de madeira pode ser útil para o conseguir.

-Durante o assentamento do gabarito, este deve ser colocado e retirado dos dentes para evitar o encaixe de cortes inferiores e para reduzir a possibilidade de traumatismo térmico.

- Uma vez ajustado, o gabarito é ajustado com papel de articulação colocado na face palatina, enquanto o paciente efectua movimentos laterais e antero-posteriores ou excursivos.

- num incisivo inferior selecionado, desenhar um padrão em forma de ponta de seta, cujas asas e contornos podem ser esmerilados para deixar o ápice; este processo é repetido até ficar uma área elevada de acrílico no ápice

- Esta é a localização da posição retruída e a altura vertical é então ajustada até que os dentes posteriores fiquem fora de contacto.

- o registo é feito nesta posição com o gabarito na boca.

- é importante que, enquanto o gabarito estiver a ser ajustado fora da boca, o paciente morda o papel de algodão ou um ejetor de saliva para manter os dentes descluídos, caso contrário, o efeito de treino do gabarito perder-se-á.

E. ***Orientação anterior por uma lâmina de língua:***

- Utiliza espátulas de madeira em vez de um gabarito Luciajig feito à medida para fornecer um ponto de referência anterior.

- O grau de separação dos dentes pode ser alterado pelo número de espátulas utilizadas.

- Os dentes do doente têm de ser descluídos durante dez a vinte minutos antes do registo para que se perca a entrada propioceptiva.

- Não é possível qualquer ajustamento segundo os princípios do arco gótico

- Uma vez obtida a orientação correcta da espátula anterior, é utilizado material de registo para registar a posição relativa dos dentes mandibulares e maxilares.

F. *Orientação anterior por um Leaf Gauge:*

- É uma variação do princípio de Luciajig.

- Originalmente, foi descrito um livro de dez folhas de acetato, mas atualmente estão disponíveis versões em papel descartáveis.

- As folhas fornecem o ponto de referência anterior e o grau de separação pode ser alterado até que os dentes atinjam a oclusão.

- Não é possível qualquer ajustamento segundo os princípios do arco gótico.

- Uma pastilha de suporte de registo permite o registo do registo interdentário.

G. *Orientação anterior por um calibre de Woelfel da OSU:*

-Este método foi desenvolvido por Woelfel na Universidade do Estado de Ohio para simplificar a técnica do gabarito de Lucia, sem deixar de obter um ponto de contacto anterior na posição retruída.

-O aparelho especialmente concebido tem uma plataforma de mordida de acetato graduada, cuja posição é ajustada no sentido anterior-posterior até que os dentes estejam minimamente fora de contacto.

- Pode então ser adicionada uma pastilha de suporte de registo e efectuado o registo interdentário

H. *Método de registo centrado na potência:*

- esta técnica difere pelo facto de o operador empregar uma força dirigida para obter uma RCP.

- com o dentista em frente e à direita do doente em posição supina, o polegar e o indicador esquerdos são colocados sobre os dentes superiores

-    O polegar direito é colocado na parte superior do queixo, enquanto o segundo e o terceiro dedos se posicionam ao longo da borda inferior da mandíbula.

-    O braço direito do operador é endurecido e a pressão é aplicada a partir do suporte, inclinando-se.

-    Foi sugerido que o encurtamento muscular reflexo actua para retruir a mandíbula, mas é provável que a mandíbula seja empurrada demasiado para trás, produzindo assim um erro no registo RCP.

REGISTO INTEROCLUSAL

MATERIAIS E TÉCNICAS:

HISTÓRIA[3-7]

Os registos da relação cêntrica podem ser agrupados em quatro categorias: (1) registos interoclusais directos (2) registos gráficos intra-orais e extra-orais (3) registos funcionais e (4) cefalometria.

Classificação dos diferentes métodos de registo da relação centrada[41]

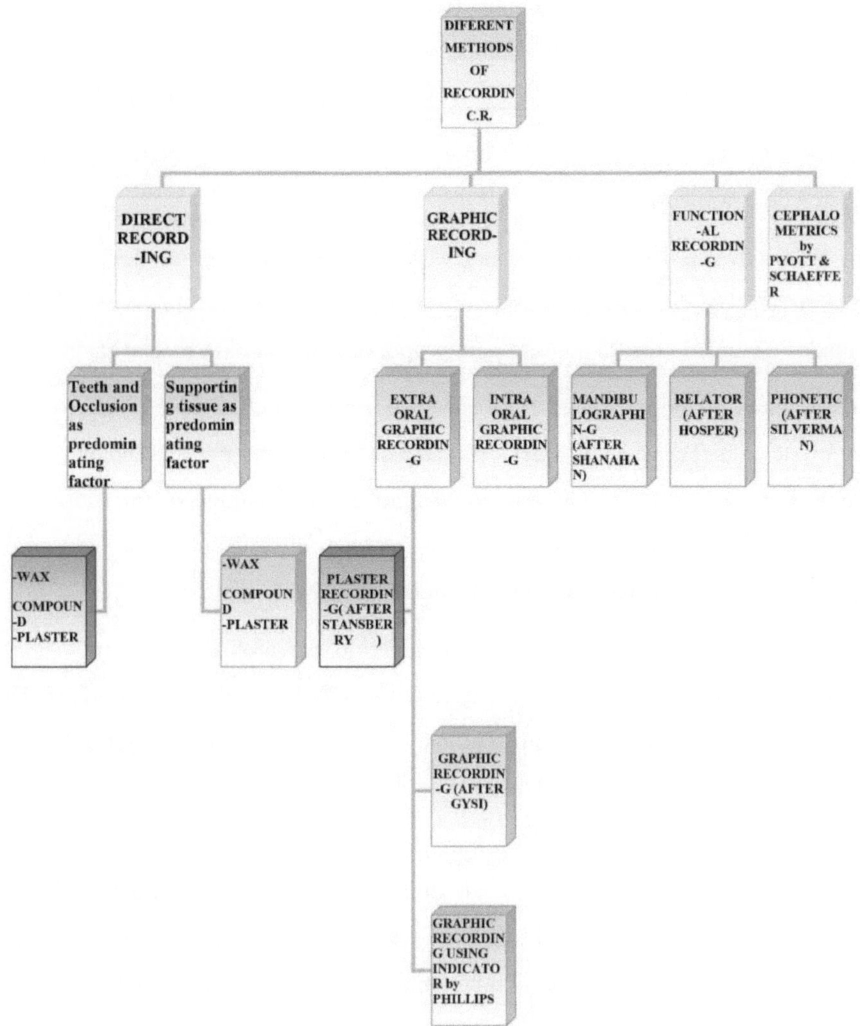

GRAVAÇÕES DIRECTAS DO INTEROCCLUSAL

O registo interoclusal direto é o tipo mais antigo de registos de R.C.. É também referido como *o método fisiológico ou o método de registo estático.*

- Em *1756, Phillips Pfaff* foi o primeiro a descrever esta técnica de <u>"dar uma dentada"</u>. [th]Até ao final do século XIX, este foi o método mais utilizado. O registo interoclusal direto, durante esse período, era um registo não precioso da mandíbula, obtido através da colocação de um material termoplástico, normalmente cera ou composto, entre as cristas edêntulas e fazendo com que o paciente se fechasse no material, o que é conhecido como a _mordida "papa", "biscoito" ou "abóbora"._

- Em *1905, Christensen,* foi um dos primeiros autores a utilizar "cera de impressão" para registos de "mordedura".

- Em *1910, Greene* descreveu uma mordedura feita de massa de modelar na qual utilizou uma lavagem de gesso para obter um registo mais preciso. Mais tarde, foram acrescentados à técnica aros de oclusão para proporcionar uma base mais estável.

Um dos primeiros métodos consistia em ajustar os aros de oclusão para VDO, fazer com que o paciente fechasse em RCP e prender os aros juntos para montagem num articulador. Isto era normalmente feito com agrafos ou selando os aros com um instrumento quente. Outra prática consistia em amolecer uma das jantes de oclusão e fazer com que o doente fechasse a uma V.D. determinada pelo dentista.

- Em *1954, Brown* recomendou o fecho repetido em aros de cera amolecida. *Greene* pediu ao seu paciente que mantivesse os maxilares afastados durante 10 segundos para cansar o músculo e, em seguida, pediu-lhe que juntasse o rebordo. De seguida, fazia sinais nos aros para os orientar após a remoção da boca.

Gradualmente, estes procedimentos evoluíram para registos interoclusais, tal como são feitos atualmente. Uma pequena quantidade de cera, composto, gesso ou pasta ZOE era colocada entre os rebordos oclusais e os pacientes fechavam os maxilares em relação cêntrica. Estas melhorias foram uma tentativa de igualar a pressão do contacto vertical.

Há muitas opiniões sobre o melhor material para os registos interoclusivos.

- *Trapozzano* declarou que o método da mordedura de cera é a técnica preferida para registar e verificar a C.R.

- *Schuyler* observou que se o meio de gravação não fosse de densidade e viscosidade uniformes, seria transmitida uma pressão desigual aos baixos dos discos, o que poderia causar desarmonia de oclusão. Ele disse que a massa de modelar era preferível à cera porque pode ser amolecida mais uniformemente, arrefece mais lentamente e não distorce tanto como a cera.

- *Payne e Hickey* declararam preferir o gesso porque era necessário colocar menos material na boca do doente para o registo.

- *Boos* afirmou que era importante evitar a torção ao registar a R.C. A cera ou o composto, que requerem a aplicação de força, poderiam deslocar a mandíbula. Por conseguinte, considerou que um material como o gesso ou a pasta ZOE era mais exato.

- *Hanau* foi uma das primeiras pessoas a preocupar-se com a equalização da pressão quando completava registos interoclusivos directos. Ao escrever sobre equalização de pressão, ele cunhou o termo *Realeff.*

A palavra "Realeff" é formada pelas letras iniciais de *"resilient & like effect"*. Ele escreveu: *"Atribuo a totalidade do fator causal da mobilidade da prótese e consequentes alterações da relação posicional ao efeito resiliente e semelhante da saliva, tecidos, restaurações, colas, adesivos e possibilidade de películas de alimentos interpostas entre as superfícies mastigatórias durante a função".*

- *Wright & block* concordaram que não deve ser exercida qualquer pressão ao efetuar registos utilizando o método direto

- *A Schuler, Payne & Trapozzano* afirmou que deve ser utilizada uma pressão ligeira quando se faz um registo direto.

- Em *1910, Greene* inventou um **"Pressómetro"**, numa tentativa de igualar a pressão quando se registava a RC pelo método direto.

- *Kingery* discutiu 2 princípios fundamentais que contribuem para o sucesso do método de registo direto; a capacidade dos dentistas para reconhecerem o RC e a compreensão de que o meio de registo influencia diretamente a pressão desenvolvida no registo e o subsequente equilíbrio do registo.

- *Akerly* descreveu um método tripodal direto de registo da C.R. que era uma técnica de pressão mínima que podia ser verificada com rapidez e precisão.

- **Shanahan** utilizou uma abordagem fisiológica para registar a RC. Colocou cones de cera macia no rebordo de oclusão mandibular e foi pedido ao paciente que fizesse repetidamente uma raspagem. Ele acredita que, durante a deglutição, a língua forçou a mandíbula a entrar em RC. Os cones de cera mole moviam-se então e a R.C. era registada segundo o seu método.

REGISTOS GRÁFICOS

-Regista o traçado do movimento mandibular num plano

O registo gráfico mais antigo baseou-se nos estudos do movimento mandibular efectuados por **Balkwill** em 1866. A intersecção dos arcos produzidos pelos côndilos direito e esquerdo formava o vértice do que se designa por traçado do arco gótico.

- O primeiro "traçado de ponta de agulha" foi realizado por **Hesse** em 1897 e a técnica foi melhorada e popularizada por **Gysi** em 1910

O traçador de Gysi era um traçador extra-oral. **Sears** utiliza o traçador de Gysi com aros lubrificados para que o movimento seja efectuado mais facilmente. Sears colocou o traçador de ponta de agulha no rebordo mandibular, e no rebordo maxilar colocou a placa. Cimentou os aros para remoção.

- Em **1929, Stansbery** introduziu uma técnica que utilizava uma placa montada no rebordo maxilar. O parafuso de suporte central foi fixado à placa curva mandibular; e após a conclusão do traçado extra-oral, foi introduzido gesso entre as placas para formar um registo bicôncavo. **Hall (1929)** utilizou o método de Stansbery, mas substituiu o registo C.R. por um composto.

- **Phillips** reconheceu que o movimento lateral causaria interferência nos aros, o que poderia resultar num registo distorcido. Desenvolveu uma placa para o aro de oclusão maxilar e um rolamento de esferas tripodado montado num parafuso para o aro mandibular. O rebordo de oclusão era removido e, quando o paciente produzia o traçado extra-oral correto, era inserido composto amolecido entre as bases de prova. Esta inovação foi designada por "ponto de apoio central", que supostamente produzia uma equalização da pressão nos rebordos edêntulos.

- *Hardy & pleasure* descreveram a utilização do <u>equilibrador de Coble</u>, e Hardy concebeu mais tarde um traçador intra-oral modificado semelhante ao de Coble, tendo feito uma depressão com uma broca redonda no ápice do traçador. O paciente segurava o ponto de apoio na depressão enquanto era injetado gesso ou o registo cêntrico.

- *O Sear's* Recording Trivet tinha um ponto de apoio central intra-oral e duas placas de traçado extra-orais. Os braços de registo maxilar e mandibular eram fixados ao R.C. com dois pedaços de gesso.

- *Robinson* concebeu o *Equilibrador*, um dispositivo de rastreio com sistema hidráulico e 4 pistões de rolamento, um em cada região bicúspide e molar. Produzia um registo funcional de R.C. com uma distribuição uniforme de tensão sobre o assento basal.

- *Silverman* utilizou um traçador de arcada gótica intra-oral para localizar o "ponto de mordida" de um paciente. O paciente era instruído a morder com força a placa de traçado. Isto desenvolvia a resultante funcional do músculo de fecho, que retruiria a mandíbula. Esta indentação feita pelo paciente seria utilizada para o registo cêntrico, quer correspondesse ou não ao ápice da arcada gótica.

- Em *1927, Hanau* escondeu que o rastreio Gysi era satisfatório para verificar registos, mas que a utilização universal não era boa.

Mas Tench afirma que a técnica de traçagem de Gysi era o único meio que devia ser utilizado para os registos cêntricos; todos os outros métodos eram "meros enganos ou brincadeiras". *Gysi concluiu que a técnica de traçagem apresentava um erro de apenas 5 graus, enquanto que as picadas de cera e compostas apresentavam um erro de 25 graus.*

- Em *1962, Walker* concluiu o estudo sobre dois métodos de registo da PCR. Os dois métodos eram o fisiológico (ou método da deglutição) e o gráfico (ou método do traçado da ponta da agulha). A *conclusão* foi que a deglutição não era fiável para o registo da PCR; no entanto, a deglutição podia ser útil para determinar várias posições habituais da mandíbula do doente.

- Em *1976, **Hunt e Yoxsimer*** descreveram a possibilidade de deslocação dos aros de oclusão (com garras fixas) quando se completa um traçado pantográfico. Descreveram a técnica de utilização de *"vacustatics"* para estabilizar as garras.

Em *1996, **Obrez e Stohler*** concluíram um estudo clínico sobre o efeito da dor muscular mastigatória na relação maxilomandibular e na amplitude de movimento mandibular.

→Ao realizar um traçado gráfico, é importante ter em conta 12 factores:

1. As bases de registo podem deslocar-se se o ponto de apoio central ficar "fora do centro" quando a mandíbula se move para uma posição de excursão.

2. Se o dispositivo de suporte central não for utilizado, ocorre uma maior resistência aos movimentos horizontais com aros de oclusão.

3. É difícil localizar o centro dos arcos (para que as forças sejam centralizadas).

4. Quando os tecidos do doente são facilmente deslocados, é difícil obter uma base de registo estabilizada.

5. As cristas que não têm altura vertical também causam dificuldades na estabilização da base de registo

6. A língua grande resulta numa estabilização difícil da base do registo.

7. Os dispositivos de registo podem não ser compatíveis com os movimentos mandibulares fisiológicos normais.

8. O traçado é considerado inaceitável com o vértice embotado, apenas o afiado ou pontiagudo são considerados aceitáveis.

9. Se ocorrer um traçado duplo, isso indica normalmente que os movimentos não foram coordenados ou que as gravações foram feitas num V.D. diferente.

1. É necessário efetuar o traçado gráfico a uma V.D. pré-determinada.

11. Método gráfico para registar relações excêntricas; e

12. Considera-se que este método gráfico de registo é o meio visual mais exato de registar a R.C. com um instrumento mecânico.

-As críticas ao traçado da arcada gótica afirmam que a equalização da pressão não ocorre, que pacientes prognatas ou retrognatas não podem ser utilizados e que tecidos flácidos ou língua grande podem causar deslocamento das bases.

REGISTOS FUNCIONAIS (método de mastigação)

Estes foram discutidos pela primeira vez na literatura dentária por volta de 1910

- *Greene* utilizou uma mistura de pedra-pomes ou gesso num dos aros e instruiu o paciente para moer os aros em conjunto. As próteses foram colocadas no trajeto gerado.

- *As agulhas* montaram os três pinos nos aros maxilares que cortaram o traçado da seta nos aros compostos mandibulares. Depois de removidos da boca, os aros foram novamente montados com as ranhuras funcionais.

- *Patterson* cortou uma calha nos rebordos superior e inferior. Estas foram preenchidas com uma mistura de carborundum e plástico. O paciente movia a mandíbula e rectificava os rebordos até ter sido estabelecida a curvatura correcta. Isto asseguraria uma pressão igual e um contacto uniforme com o dente em todas as excursões.

- *Heyer* desenvolveu uma técnica funcional na qual foram utilizados aros de oclusão de cera macia e foram formados caminhos de cera nestes aros durante os movimentos funcionais. Foi feito um índice de gesso do trajeto de cera e os dentes foram ajustados ao índice de gesso.

- *Boos* utilizou o GNATHODYNAMOMETER para determinar a posição vertical e horizontal em que se pode produzir uma força de mordedura máxima.

- *Em 1930, House* descreveu uma técnica para registar os movimentos mandibulares e registar a R.P.C. utilizando um método de gravação.

- *Swanson* descreveu um procedimento em que melhorou a técnica de House utilizando a técnica da ATM. O arco facial cinemático da ATM foi utilizado para localizar o eixo da dobradiça.

- *Shanahan*, na sua técnica fisiológica, colocou cones de cera macia no rebordo mandibular e fez o paciente engolir várias vezes. Durante a deglutição, a língua forçou a mandíbula para a sua posição de relação cêntrica. Os cones de cera macia foram removidos e a ressonância magnética fisiológica foi registada.

CEFALOMETRIA

A utilização da cefalometria para registar a R.C. foi descrita *por Pyott & schaeffer.* A R.C. e o V.D.O. adequados foram determinados por radiografia cefalométrica. Este método era pouco prático e nunca foi muito utilizado.

REGISTOS INTEROCLUSAIS EXCÊNTRICOS:

- *Rahn* afirmou que os métodos de registo da posição da relação excêntrica podem ser classificados de forma semelhante aos métodos de registo da posição da relação cêntrica:

1. Procedimentos funcionais ou de mastigação;

2. Métodos gráficos; e

3. Métodos de registo tátil ou interoclusal.

A melhor altura para fazer registos excêntricos é depois de todos os dentes artificiais terem sido colocados à prova e o registo da relação cêntrica ter sido verificado. Os IORs excêntricos feitos com materiais macios tendem a gerar uma inclinação condilar mais acentuada do que os registos obtidos com um material mais resistente.

- Em *1929, Gysi* escreveu que os registos laterais feitos com cera ou composto não são fiáveis e conduzem a grandes erros durante o fabrico de próteses.

- *Craddock* descobriu que os IOR feitos no mesmo edêntulo pelo mesmo dentista eram mais consistentes do que os registos feitos no mesmo doente por dentistas diferentes.

- *Oito factores contribuem para a precisão dos registos excêntricos* :

1. a distância que os condilos traduzem quando o registo está a ser feito;

2. a resistência do material de registo;

3.   a estabilidade das bases de registo;

4.   a capacidade de cooperação do paciente;

5.   a capacidade de regulação do articulador;

6.   a precisão dimensional do material de registo;

7.   a interpretação do registo e a manipulação do articulador pelo dentista; e

8.   a exatidão com que a calibragem do articulador pode ser interpretada.

EXACTIDÃO DOS MATERIAIS DE REGISTO:

-    ***Berman*** questionou a exatidão dos registos interoclusais feitos com ceras dentárias. Testou várias ceras e verificou que todas ofereciam alguma resistência ao fecho e que essa resistência era inadequada. Defende a utilização de pasta de óxido de zinco e eugenol para fazer registos da relação mandibular para o fabrico de próteses dentárias completas.

-    Em ***1986, Lassila*** comparou a massa de silicone, o poliéter, a pasta de óxido de zinco eugenol, a pasta de óxido de zinco sem eugenol, a resina acrílica e a cera para a confeção de IOR. Foram estudadas a resistência ao fecho, as alterações volumétricas do material durante a polimerização e a estabilidade dimensional durante o armazenamento.

Observou que a resistência da resina acrílica aumentava rapidamente no início, embora a polimerização não se completasse durante algum tempo. O silicone foi considerado um fecho muito resistente. O autor afirmou que o silicone, portanto, não era muito adequado para IOR para próteses suportadas por gengiva. Afirmou que a cera é difícil de utilizar porque a sua resistência ao fecho é muito elevada, mesmo a temperaturas próximas do seu ponto de fusão.

-    Os materiais de óxido de zinco eugenol podem ser armazenados em condições estáveis; no entanto, o ZOE é suscetível a alterações na humidade relativa. Os elastómeros e a sua contração devido à volatilidade são ligeiros se forem armazenados em sacos de plástico bem fechados. Se estes elastómeros encontrarem humidade, podem ocorrer alterações dimensionais consideráveis.

- Em *1992, Breeding e Dixon* estudaram a resistência à compressão de materiais IOR. Durante esta investigação, foi estudada a deformação de diferentes espessuras de 3 polivinil siloxanos e 1 poliéter quando estes materiais foram sujeitos a uma força de compressão consistente. Um dos PVS foi significativamente mais resistente à compressão do que os outros materiais com espessuras de 5, 10 e 20 mm.

- Em *1994, Millstein e Hsu* examinaram 5 marcas de materiais de registo PVS quanto à sua estabilidade dimensional e à alteração de peso associada. Todas as marcas estudadas foram consideradas exactas e estáveis durante um período de 48 horas. Estes autores verificaram que a estabilidade dimensional dos materiais de registo de poliéter era significativamente inferior à dos materiais de PVS testados.

MATERIAIS UTILIZADOS PARA REGISTOS INTEROCLUSAIS[42]

De acordo com os materiais e as técnicas utilizadas, os registos interoclusais podem ser classificados em cinco categorias diferentes

1)	Materiais rígidos;

2)	Massas de silicone

3)	Ceras

4)	Pastas de registo

5)	Dispositivos de registo

MATERIAIS RÍGIDOS

1) <u>Gesso de Paris</u>

Este é o material *mais antigo* utilizado para a realização de registos interoclusais. Foram adicionados modificadores ao gesso para controlar o tempo de presa e a expansão da presa. Os modificadores ajudam especialmente a manter a expansão do endurecimento tão baixa quanto possível e a reduzir as distorções que, de outra forma, podem aparecer no registo. Existem **várias desvantagens** associadas à utilização do gesso como meio de registo:

1. É frágil e pode partir-se facilmente quando é retirado de zonas com buracos

2. É desagradável para o doente.

3. Pode ser utilizado quando são necessários aros de oclusão para montar moldes de desdentados, mas normalmente é utilizado apenas para transferir relações e fabricar matrizes para determinados procedimentos laboratoriais.

4. Quando utilizado para obter um registo interoclusal, deve ser usada alguma forma de matriz, como gaze, para direcionar e manter o material na área de registo e evitar o fluxo de gesso para regiões adjacentes. Caso ocorra quebra durante a retirada da boca, deve-se utilizar cera pegajosa para remontar as peças.

2) <u>Composto de impressão</u>

Os compostos de impressão são substâncias termoplásticas que amolecem com o calor e se tornam rígidas quando arrefecidas.

- Não há reação química e o material é dimensionalmente estável após o arrefecimento.

- O material é colocado sobre uma chama até ser uniformemente aquecido, amolecido e temperado. Sugere-se a utilização de um banho de água para evitar o sobreaquecimento do material numa chama, o que pode alterar as suas propriedades físicas.

- Depois de o material ter sido uniformemente amolecido, é colocado na boca e retirado quando estiver completamente endurecido. Se o registo for removido antes de ter endurecido, pode ocorrer empenamento.

- A massa de impressão é utilizada para a forquilha de mordida do arco facial e para o fabrico de um desprogramador anterior.

- Pode também ser utilizado como suporte de gravação para registos interoclusivos, se for manuseado com cuidado.

3) <u>Resinas acrílicas de autopolimerização</u>

As resinas acrílicas autopolimerizáveis têm uma grande variedade de utilizações em medicina dentária, incluindo a utilização como meio de gravação para registos interoclusais.

- A principal **vantagem** destes materiais é a *rigidez* que demonstram para eliminar alguns dos problemas relacionados com o seu manuseamento após a realização da gravação.

- No entanto, a precisão dimensional destes materiais, devido à *contração da polimerização*, nem sempre é aceitável quando é necessária uma precisão exacta.

- Além disso, constituem um problema grave se entrarem em zonas de corte inferior.

- As resinas acrílicas autopolimerizáveis são *indicadas para utilização* quando é necessário um registo interoclusal para uma prótese parcial fixa de três ou quatro unidades. Nestes casos, a resina acrílica é aplicada sobre a área de preparação e não é alargada aos restantes dentes da arcada.

- As resinas são utilizadas como base para um registo ativo quando é utilizada a técnica de trajetória gerada funcionalmente e para o desprogramador anterior quando é necessário um registo de relação cêntrica.

- Por fim, são utilizadas resinas acrílicas autopolimerizáveis para o fabrico de pinças que serão utilizadas para o registo dos movimentos mandibulares com a utilização do pantógrafo ou dos minigrafos.

CERAIS

As ceras são provavelmente o material *mais* utilizado para registos interoclusais.

- São materiais termoplásticos com um baixo peso molecular.

- Podem ser identificados como polímeros orgânicos constituídos por hidrocarbonetos e combinações complexas de compostos orgânicos.

- As suas propriedades físicas e químicas dependem da sua composição química e da sua fórmula.

- As ceras dentárias são uma mistura de ceras naturais e sintéticas. Este facto provoca por vezes uma variação de propriedades que resulta da falta de controlo na sua produção.

- As ceras de registo de mordedura são normalmente produzidas a partir da cera de fundição ou da cera da placa de base.

- As ceras são um material *pouco dispendioso* para utilizar em registos interoclusais.

- Algumas das suas **características físicas** tornam a sua utilização questionável quando é necessária uma elevada precisão. Têm um ponto de fusão baixo e o coeficiente de expansão térmica mais elevado de todos os materiais de registo interoclusivos. Em resultado deste facto, não são **dimensionalmente estáveis**.

- O seu fluxo, resultante da aplicação de qualquer força estática, é elevado. Isto significa que podem distorcer-se quando são retirados da boca. A sua recuperação elástica após a deformação é responsável pelas distorções. Esta situação pode ser reduzida através de um aquecimento uniforme antes do registo e do armazenamento dos registos a baixas temperaturas.

Quando se utiliza cera para um registo interoclusal, sugere-se a utilização de *cera de placa de base do tipo III ou ceras duras de incrustação dos tipos A e B.*

-A cera deve ser amolecida num banho de água durante 10 minutos e o registo deve ser arrefecido após a remoção da boca e armazenado a baixas temperaturas.

-O operador deve ter em conta que, sempre que se utiliza cera, podem ocorrer resultados imprecisos devido aos diferentes parâmetros que são introduzidos durante os procedimentos de registo e montagem.

- Alguns destes *parâmetros* são o tipo de cera, a espessura da cera, a técnica de amolecimento, a pressão e as condições de armazenamento.

- Considerações cuidadosas sobre estes factores são indicações das limitações da cera como meio de registo interoclusal.

MATERIAIS DE MASSA DE SILICONE

A massa de silicone é um silicone de consistência pesada que pode ser utilizado como suporte de gravação para registos interoclusivos.

-A base da massa é misturada com um catalisador líquido que actua como acelerador da reação. A base é um silicone de peso molecular moderadamente baixo com certos aditivos que dão a consistência correcta à massa.

-O acelerador reage com a massa para formar a borracha de silicone e um subproduto de álcool. Este *subproduto* é responsável pelas alterações dimensionais do material fixado e é a razão pela qual os registos de massa de silicone não são dimensionalmente estáveis.

-Se os procedimentos de montagem não forem efectuados imediatamente, a possibilidade de erro aumenta.

-Estão agora disponíveis materiais de massa de polimerização por adição. Não há formação de um subproduto na sua reação química e são dimensionalmente estáveis.

→Existem outros problemas associados ao sistema de massa de silicone.

• Todos os materiais de betume são flexíveis e o registo pode não ter a rigidez necessária.

• Têm também tendência para comprimir e recuperar quando a pressão é aplicada e libertada. Este facto pode levar a resultados imprecisos durante os procedimentos de montagem.

-O corte do registo com uma faca, de modo a que apenas fiquem as pontas das cúspides, é fácil e preciso e pode ajudar a reduzir os problemas acima mencionados. É preferível utilizar uma *massa dura* em vez do tipo normal e o operador deve ter sempre em consideração os problemas associados à utilização de silicones para um registo interoclusal.

Estes materiais têm excelentes características de manuseamento e não fracturam, rasgam ou aderem às superfícies dos dentes.

PASTAS DE REGISTO

Um material de registo comummente utilizado é a pasta de óxido de zinco e eugenol.

- Tem a capacidade de registar bem os detalhes e não há resistência quando o doente se fecha no material de registo.

- É exato e dimensionalmente estável. O material é fornecido em dois tubos que incluem a base e o acelerador.

- Existem dois tipos de pastas de óxido de zinco e eugenol: **O tipo I,** que é duro, e **o tipo II**, que é mole.

- Misturam-se quantidades iguais de base e acelerador até obter uma mistura homogénea. O tempo de presa pode variar de 3 a 6 minutos.

- A alteração do rácio base-acelerador alterará o tempo de presa, mas também algumas das propriedades físicas do material.

- A temperatura e a humidade também podem afetar o tempo de presa.

- O registo deve ser lavado após a remoção da boca e armazenado à temperatura ambiente. Será dimensionalmente instável a uma temperatura superior ou inferior.

Embora o material tenha algumas características clínicas excelentes, apresenta também alguns **problemas** quando é utilizado como suporte de registo.

- O material não é resistente por si só e deve ser fornecido algum tipo de matriz de suporte. A matriz mais comummente utilizada é uma malha de gaze ou cera.

- O material de presa dura é preferível ao material de presa mole porque assenta mais rapidamente e é mais fluido antes de assentar do que o material de presa mole.

-Os problemas mais graves com o material são a sua viscosidade e a sua incapacidade de se retirar facilmente de áreas não cortadas. Pode ocorrer distorção e quebra do registo, especialmente quando há excesso de material.

-Alguns fabricantes substituíram o eugenol por substitutos que ajudam a eliminar o problema da viscosidade. Estas pastas de registo são superiores às pastas de óxido de zinco e de eugenol neste aspeto, mas continuam a apresentar o problema da remoção das zonas não cortadas.

-Deve ser utilizada uma quantidade mínima de material. É necessário apenas o suficiente para cobrir as pontas das cúspides dos dentes a registar.

- A pasta de óxido de zinco e eugenol é um material de eleição quando é necessário um registo rígido.

<u>MATERIAIS DE REGISTO INTEROCLUSAIS RECENTEMENTE DESENVOLVIDOS:</u>

1. Vinyl Polysiloxane (VPS) pasta hidrofílica para registo de mordidas:

-	Material semelhante a um rato (fofo)

-	Durómetro superior a 80

-	Sem deslizamento

-	Abordagens Resistência zero ao encerramento.

-	tempo de regulação 60 segundos.

2. Bisacryl:

-	novo material rígido de registo de mordida em bisacril que combina propriedades de manuseamento superiores e um conjunto mais firme para produzir os registos de mordida mais precisos e estáveis.

-	garante uma resistência mínima ao fecho e, consequentemente, um menor risco de inexatidão. Se, por um lado, a sua elevada dureza final permite que não apresente qualquer compressão ou flexão aquando da montagem dos modelos, por outro lado, a sua dureza torna-a resistente à rutura, mas fácil de aparar. Sem cheiro e sem sabor.

-	Misturado e dispensado automaticamente, elimina o risco de subdosagem ou sobredosagem e assegura a entrega de uma qualidade consistente de material homogéneo e sem bolhas diretamente na superfície oclusal. Isto pode garantir propriedades físicas e químicas óptimas, um desperdício mínimo e uma eficiência máxima.

3. Mordedores:

- Exemplo - Bite Buddy

- é uma bolacha termoplástica dura e flexível, que não distorce, para material de registo.

- Utilizar como uma matriz de laboratório ou uma tala clínica, sempre que for necessário um material de impressão rígido.

- Quando aquecidas, as bolachas tornam-se transparentes, adaptam-se facilmente à forma desejada e rendem .

- tempo de regulação 60 segundos.

4. Material de registo de mordedura VPS transparente:

O meio transparente

- O primeiro material VPS transparente, A-silicone

- Registo de mordidelas

- Matriz para o fabrico de coroas e pontes provisórias normais e fotopolimerizáveis

- Poupa tempo e reduz a possibilidade de erros

Fácil de utilizar

- Mistura-se automaticamente na aplicação

- Flui facilmente

- Atinge uma dureza final elevada em 2 minutos

- Apara com precisão

- Desinfecta em soluções aquosas

DISPOSITIVOS DE REGISTO

Esta categoria inclui qualquer tipo de dispositivo extra-oral ou intra-oral que possa ser utilizado para registar a relação cêntrica ou a oclusão cêntrica. Entre estes contam-se os dispositivos de traçado gráfico, os dispositivos electrónicos, o miomonitor, o minigráfico e o pantógrafo.

Algumas podem ser utilizadas em vez de um arco facial para montar o maxilar e outras são utilizadas para ajudar o operador a fazer registos cêntricos interoclusais, bem como para servir de guia para determinar as definições e ajustes do articulador.

SELECÇÃO DE MATERIAL DE REGISTO INTEROCLUSAL

-Foram comunicados erros associados à utilização da cera como suporte de registo, o que indica que se trata do material mais imprevisível em uso. Vários factores, como o amolecimento e o arrefecimento da cera, a pressão de fecho e a espessura, podem introduzir erros na gravação.

-   Num estudo, os melhores resultados foram obtidos utilizando óxido de zinco e pasta de eugenol ou resina acrílica como meio de registo. No mesmo estudo, os resultados mais pouco fiáveis foram obtidos com registos em cera.

-   Outro estudo comparou a exatidão de dois registos interoclusais de massa de silicone e dois registos interoclusais de resina autopolimerizável e indicou que os registos de massa de silicone eram mais fiáveis, na maioria dos casos em que todos os materiais apresentavam alguma alteração dimensional ao longo do tempo.

-   Finalmente, os resultados mais exactos noutro estudo foram obtidos utilizando a pasta de óxido de zinco sem eugenol ou a pasta de poliéter.

-   Assim, não existe um método ou material único que seja o melhor para obter um registo interoclusal adequado a todos os procedimentos clínicos. O clínico deve dominar a utilização de várias técnicas e meios de registo para selecionar o mais adequado para um determinado procedimento.

-O clínico deve decidir se a relação cêntrica ou a oclusão cêntrica será registada e o registo apropriado deve ser obtido para a montagem do molde mandibular. Pode ser utilizado um pantógrafo ou um minigráfico para registos interoclusais para qualquer uma das posições. A discussão que se segue limita-se aos registos obtidos sem qualquer tipo de instrumentação. Todos os registos e materiais são resumidos.

MÉTODOS DE ARTICULAÇÃO DE GESSO

	Registos de oclusão cêntrica		Registos de relações centradas
a) Arcos com paragem anterior e posterior	-Modelos de diagnóstico -Articulação das mãos	-Modelos de trabalho -articulação das mãos	a. Desprogramador anterior b. Malha de cera ou de gaze c. Pasta de registo
B) Arcos com paragens anterior e posterior que receberão preparações de quadrantes unilateral ou bilateralmente	Articulação das mãos	Registo interoclusal sobre a zona de preparação	
c) Parcialmente			Base de ensaio em acrílico
arcadas desdentadas unilateral ou bilateralmente			comclusal jantes e pasta de registo

- REGISTOS DE RELAÇÃO CÊNTRICA:

-Se se pretender registar uma relação centrada, há dois tipos de registos que podem ser utilizados (tabela).

→Se estiver presente um conjunto completo de dentes, ou pelo menos alguns dentes posteriores opostos bilateralmente, recomenda-se a utilização de um desprogramador anterior com o meio de registo.

-O desprogramador anterior pode ser fabricado a partir de resina acrílica autopolimerizável ou de um composto de impressão.

-Um rolo de algodão, uma lâmina de língua ou um calibre de folha também podem ser utilizados se o médico tiver o cuidado de não criar um efeito de alavanca que desloque os côndilos.

-O desprogramador anterior deve ser ajustado e verificado na boca. O desprogramador anterior deve ser ajustado e verificado na boca. Deve proporcionar uma separação mínima dos dentes posteriores, enquanto assenta os côndilos nas suas fossas.

-O material de eleição para o suporte de registo é o óxido de zinco e o eugenol ou a pasta de óxido de zinco sem eugenol. É necessário prever uma matriz para o suporte de registo e, na maioria dos casos, utiliza-se cera ou rede de gaze.

-É necessário ter o cuidado de utilizar uma quantidade mínima de material de registo, apenas o suficiente para registar as pontas das cúspides. Qualquer excesso de material pode escorrer para as áreas de corte inferior e fraturar ou distorcer quando removido da boca.

-O desprogramador anterior é colocado em posição na boca e a matriz com a pasta de registo é posicionada.

-Com a utilização da técnica de manipulação bilateral, a mandíbula é guiada para a relação correcta.

-Quando o material de registo estiver completamente fixado, o desprogramador e o registo são retirados da boca. O registo é cortado e está pronto para os procedimentos de montagem.

→Se o doente não tiver dentes posteriores bilateral ou unilateralmente, sugere-se que seja fabricada uma base de trilho em acrílico no molde sobre as áreas edêntulas para ser utilizada no procedimento de montagem.

- Um rebordo oclusal de cera é colocado na base de prova e é levado à boca. Não deve haver contacto das pontas das cúspides opostas com a cera.

- Se houver contacto, a mucosa subjacente pode ser deslocada pela pressão. Isto resultaria numa montagem aberta.

- Adiciona-se pasta de óxido de zinco e eugenol sobre a cera e coloca-se o registo na boca. A mandíbula é manipulada em relação cêntrica e o registo é retirado quando o material estiver completamente endurecido.

- REGISTOS DE OCLUSÃO CÊNTRICA:

Os registos de oclusão cêntrica são normalmente mais fáceis de obter do que os registos de relação cêntrica.

→Se o doente tiver dentes que contactam e interdigitam, tanto anteriores como posteriores, o melhor método para obter uma oclusão cêntrica é articular à mão os moldes da arcada completa sem registo interoclusal. Esta é provavelmente a relação mais exacta se forem fabricados moldes exactos. Qualquer material de registo pode resultar numa deslocação anterior ou lateral da mandíbula e numa montagem incorrecta.

→Se o doente não tiver dentes posteriores unilateral ou bilateralmente, é fabricada uma base de prova em acrílico e o procedimento é o mesmo que o descrito para os registos da relação cêntrica. A única mudança é que o paciente é instruído a fechar e não há manipulação da mandíbula pelo operador. O operador deve certificar-se de que o doente está a fechar na posição de máxima intercuspidação.

→A última categoria de registo de oclusão cêntrica é aquela em que os preparos dos quadrantes foram completados bilateralmente ou unilateralmente e, como resultado, faltam os stops posteriores. Neste caso, é imperativo que se faça um índice anterior rígido em oclusão cêntrica antes que as lojas verticais posteriores sejam destruídas no processo de preparação dos dentes.

Obtém-se então um registo interoclusal sobre a área da preparação enquanto o índice anterior está colocado. O registo é obtido utilizando um material dos meios anteriormente descritos. O operador deve ter em mente as vantagens e desvantagens associadas a cada material e a seleção deve ser feita com base nesses factos. O registo deve cobrir apenas a área da preparação e não deve estar em contacto com os dentes ou tecidos adjacentes.

REQUISITOS IDEAIS DE UM MATERIAL DE REGISTO INTEROCLUSAL[43] :

1.   Um material, pela sua falta de resistência, não provocará qualquer deslocamento desigual da junta ou dos dentes.

2.   Um material que permanecerá suficientemente macio durante o tempo suficiente para assegurar um registo dinâmico, mas que "congelará" assim que todos os procedimentos estiverem concluídos.

3.   Um material deve ter precisão reprodutiva.

4.   O pé deve ser fácil de manusear.

5.   A massa deve ter um grau razoável de dureza quando endurece.

FACTORES QUE INFLUENCIAM O REGISTO DA RELAÇÃO CÊNTRICA[4] *:

1. A resistência dos tecidos de suporte

2. A estabilidade das bases de registo

3. A articulação temporomandibular e os mecanismos neuromusculares associados.

4. O carácter da pressão aplicada ao fazer o registo

5. A técnica utilizada para efetuar o registo e a respectiva

dispositivos de registo utilizados

6. A competência do dentista

7. A saúde e a cooperação do paciente

8. A relação maxilomandibular

9. A postura do doente

10. O carácter ou tamanho do arco alveolar residual

11. A quantidade e o carácter da saliva

12. O tamanho e a posição da língua

• **Hanau** apontou o "efeito resiliente e similar", Realeff, dos tecidos de suporte como a principal fonte de erro no registro das relações maxilomandibulares. Para minimizar a influência deste fator, Hanau e Wright defenderam que o registo da relação cêntrica fosse feito sob pressão mínima ou, quando possível, com pressão zero.

• **Wright** sugeriu ainda a utilização de placas de base estabilizadas para registos mais precisos. É axiomático afirmar que os registos não são mais precisos do que as bases utilizadas na sua execução.

• **Gysi,** ao criticar a fiabilidade das técnicas de registo em cera, afirmou que "não há duas mordidas de verificação obtidas por cera ou composto" que sejam iguais. Indicou que isto se devia à consistência desigual dos aros de oclusão, que resultava em pressões desiguais nos tecidos de suporte da prótese.

• **Trapozzano** defendia que o método de registo em cera era o mais preciso devido à maior capacidade de equalizar ou centralizar a pressão com esta técnica.

• O procedimento de rastreio intra-oral também foi criticado por muitos protésicos. As suas principais objecções baseavam-se nas desvantagens gerais de um dispositivo de ponto de apoio central. Trapozzano afirmou que "a utilização do ponto de apoio central baseia-se no pressuposto falacioso de que o ponto de apoio central produzirá uma equalização da pressão.

• A equalização da pressão com um ponto de apoio central só resultará se estiverem presentes duas condições: (1) se existirem relações de crista normais e se o ponto de apoio central puder ser colocado no centro das bases fundacionais maxilares e mandibulares e (2) se a resiliência da mucosa for extremamente ligeira."

• **Kingery** salientou que o ponto de apoio central não permitia controlar a quantidade de pressão de fecho que o doente podia aplicar durante os registos.

• **_Payne chamou_** a atenção para o facto de a introdução de qualquer aparelho na boca poder dar origem a discrepâncias.

• **_Boucher_** demonstrou o erro vertical introduzido pela utilização do ponto de apoio central quando eram efectuados registos excêntricos e defendeu a utilização de pontos de apoio laterais e incisais para os respectivos registos posicionais excêntricos.

• No **_procedimento de registo em cera_**, a consistência da cera de registo, o seu grau de dureza, o seu grau de homogeneidade bilateral, a quantidade de contacto oclusal e a presença ou ausência de liberdade anterior influenciaram significativamente a duplicabilidade.

• No **_procedimento de traçado intra-oral (Needle-Point)_**, a localização do ponto de apoio central, anterior, posterior ou lateral, a inclinação do ponto de apoio central em relação à placa de traçado (quer seja perpendicular ou montada em ângulo) e a inclinação da placa de traçado em relação às superfícies de apoio subjacentes desempenharam um papel importante na determinação da duplicabilidade dos registos.

• A forte pressão de fecho influenciou negativamente a duplicação dos registos nestas condições. Recomenda-se que os registos da relação cêntrica sejam efectuados com placas de base de encaixe preciso sob uma pressão mínima que seja centralizada e distribuída uniformemente pelas áreas de suporte da prótese subjacente (assento basal).

FACTORES QUE COMPLICAM A RELAÇÃO CENTRADA NO REGISTO:

1. A relutância do doente em efetuar um fecho de dobradiça puro.

2. O padrão neuromuscular do paciente, que pode ter-se desenvolvido em torno de um contacto oclusal deflectivo.

3. A tendência natural de muitos doentes para entrar numa posição de repouso fisiológico no final de qualquer movimento do maxilar.

4. A tendência natural de um paciente para exercer o seu reflexo preênsil sempre que

algo é colocado entre os dentes.

SÃO NECESSÁRIOS DETERMINADOS PROCEDIMENTOS E MATERIAIS PARA ULTRAPASSAR ESTES FACTORES:

1. Praticar com o doente até este ser capaz de executar um fecho de dobradiça puro.

2. Temos de bloquear uma parte dos reflexos neuromusculares, impedindo que os dentes se juntem.

3. Devemos manter o paciente em função, balançando para cima e para baixo, para que ele não possa entrar em repouso fisiológico. Enquanto os maxilares estiverem a funcionar, a sua posição de contraventamento é mantida. O reflexo preênsil natural pode ser minimizado se o paciente fechar os olhos durante esses procedimentos.

NOVAS TÉCNICAS E DISPOSITIVOS PARA REGISTO DA RELAÇÃO CÊNTRICA EM PRÓTESE FIXA :

1. Criação de uma paragem vertical para registos interoclusais[45] :

Um registo interoclusal preciso é essencial para o fabrico de restaurações protéticas fixas, particularmente quando o dente mais distal é o pilar. Foram desenvolvidos vários materiais e procedimentos de registo. No entanto, subsistem 2 problemas: (1) assentamento incompleto do molde no registo interoclusal, e

(2) Posição incorrecta do côndilo devido à perda de propriocepção.

Para eliminar estes problemas, foi introduzido o *Método da Ilha de Esmalte (Cone)*. Este método preserva um batente cêntrico num pilar como ajuda na realização de registos interoclusais (Fig. 1). Depois de o molde ser montado no articulador, o cone é removido.

-Este método tem *várias limitações*:

(1) o pilar tem de ser um dente natural; (2) um cone de esmalte em contacto com um plano oblíquo pode causar instabilidade do batente vertical (Fig. 1), o que pode resultar numa relação interoclusal imprecisa; (3) a criação de uma ilha larga para conseguir estabilidade requer a remoção de um grande volume de esmalte, o que pode resultar na

imprecisão da superfície oclusal preparada (Fig. 2).

PROCEDIMENTOS

1. Isolar o pilar para o manter seco. Após o condicionamento, aplique uma pequena quantidade de agente de ligação na superfície da cúspide principal do pilar.

2. Lubrifique o dente oposto com uma fina camada de meio de separação, aplique uma pequena quantidade de compósito no pilar e peça ao paciente para fechar com a máxima intercuspidação. Deixe o compósito assentar (Fig. 3, *A*).

3. Utilizar papel articulado para identificar o batente vertical.

4. Com uma broca ou um instrumento rotativo de diamante, preparar o pilar deixando um cone ligeiramente cónico (Fig. 3, *B*).

5. Arredondar ligeiramente a ponta afiada do cone, polindo-a com uma pedra de montagem branca (Fig. 3, *C)*.

6. Efetuar a impressão final. Não deixar a moldeira de impressão entrar em contacto com o cone.

7. Faça e depois coloque a restauração provisória. Certifique-se de que deixa uma abertura para o cone (Fig. 4). Dispensar o paciente.

8. Verter a impressão final.

9. Montar o molde definitivo (Fig. 5) no articulador utilizando o cone como um terceiro ponto de referência para uma relação oclusal estável ao ocluir o molde definitivo com o molde oposto (Fig. 6).

10. Remova o cone do molde, mantendo o contorno da superfície oclusal da preparação, e fabrique a prótese/restauração.

11. Na consulta seguinte, remova a restauração provisória e limpe a superfície do pilar.

12. Remova o cone do pilar na boca. (O volume de material removido do dente deve ser ligeiramente superior à quantidade removida do molde na etapa 10).

13. Inserir a prótese final/restauração.

2. _Técnica de registo interoclusal com uma matriz formada por vácuo_[46] ;

TÉCNICA

1. Efetuar um molde oposto irreversível de hidrocolóide. Deitar o gesso dentário na impressão.

2. Nos dentes opostos aos pilares planeados, faça uma matriz formada a vácuo de 0,20 polegadas. Desbaste a superfície exterior da matriz com uma broca de acrílico para permitir uma melhor aderência da resina (Fig. 1).

3. Preparar os pilares dos dentes opostos e efetuar o molde definitivo no material escolhido.

4. Colocar a matriz na dentição oposta e certificar-se de que esta limpa completamente a oclusão oposta. Adicione resina acrílica autopolimerizável à superfície da matriz para registar uma cúspide do preparo em máxima intercuspidação ou oclusão cêntrica (Fig. 2).

5. Desinfetar o registo e verificar a sua exatidão relacionando os moldes mestre e oposto (Fig. 3).

MÉTODOS DE REGISTO DA RELAÇÃO CÊNTRICA PARA IMPLANTES E PRÓTESES SUPORTADAS POR IMPLANTES

Foram utilizados vários métodos para determinar e registar o C.R. para a conceção e a posição correcta dos pilares.

1. Registo de mastigação; feito após a impressão do osso. Um papel de cera mole colocado sobre o osso nu é utilizado como meio de registo.

Desvantagens: Um registo Chew-in registado apenas com um rebordo de cera inclui muitas fontes de falhas quando utilizado para restaurações fixas. Assim, este método não é adequado para próteses sobre implantes devido à sua falta de consistência, precisão e possível inoculação de bactérias.

2.   De acordo com outro sistema, uma placa de base é formada no molde feito a partir da impressão da mucosa antes da operação cirúrgica. A R.C. também é registada antes da operação, e os moldes são montados num articulador. Em seguida, é efectuada a primeira operação e é feita a impressão do osso. A subestrutura metálica é preparada sobre este molde do osso.

Desvantagens: as diferenças entre os moldes das impressões pré-operatórias e pós-operatórias causam discrepâncias nas montagens de R.C. 3. O método sugerido por Kemeny e Varga; a placa de base com o rebordo de oclusão em cera é formada sobre o molde do maxilar coberto com mucoperióstio, sendo registada a relação cêntrica.

A mesma placa de base, revestida com uma camada de cera amolecida, é recolocada sobre o osso nu aquando da intervenção cirúrgica, para corrigir o registo da relação cêntrica.

Desvantagens: Este método tem dois pontos fracos: (1) não só o tabuleiro cheio de massa de modelar entra em contacto com a superfície da ferida, como também a placa de base tem de ser inserida sobre o osso, o que favorece a infeção; (2) a placa de base tem de ser alterada, uma vez que o molde do osso "coberto de mucosa" e o osso nu não são idênticos.

4. O método sugerido por Foldvari; a) impressão dos maxilares superior e inferior feita antes da operação, e os moldes são montados num articulador por meio de registos de mastigação.

b) É formada uma moldeira individual de resina acrílica sobre o molde do maxilar correspondente ao implante. Três pilares de 3 a 4 mm são formados sobre a moldeira para dar apoio aos rebordos oclusais.

c) A altura do rebordo oclusal é determinada pelo espaço interarcos entre os moldes no articulador.

d) Depois de o tecido mucoperiosteal ter sido retraído e o osso exposto, enche-se uma moldeira especial com massa de modelar e faz-se uma impressão do osso. A impressão é deixada sobre o osso nu.

e) O rebordo de oclusão em cera é amolecido até uma profundidade de 2 mm e é colocado nos pilares de suporte da moldeira especial. Em seguida, é efectuado o registo interoclusal.

A impressão e o registo são retirados da boca em conjunto e o molde é montado no articulador.

5. ***Registo interoclusal para próteses fixas implanto-suportadas:*** JPD 2004

A relação maxilomandibular correcta é fundamental para a conceção adequada da prótese e para proporcionar uma oclusão precisa.

PROCEDIMENTO:

A. Fazer uma moldagem com uma moldeira personalizada e material de moldagem elastomérico. Insira a restauração provisória.

B. Colocar a coifa de impressão sobre o ombro dos implantes. Coloque as coifas no ombro do implante até ouvir um estalido.

C. Remover qualquer parte das coifas de impressão que interfira com o encerramento completo na posição de máxima intercuspidação com um bisturi afiado.

D. Efetuar o registo interoclusal com um material de impressão de polissiloxano vinílico do tipo putty Assegurar que não há alteração na dimensão vertical da oclusão (Fig. 1, A).

E. Coloque as coifas de impressão e o registo interoclusal sobre o ombro do análogo do implante no molde definitivo. Assegurar que encaixam no ombro do análogo com um som de estalido.

F. Montar o molde mandibular num articulador com a ajuda do registo interoclusal (Fig. 1, B).

B, Montagem do molde mandibular com auxílio do registo interoclusal.

G. Avaliar o ajuste e a oclusão da restauração definitiva, e colocar a restauração definitiva.

6. ***Registos interoclusais estáveis para pacientes com implantes e edentulismo posterior:*** JPD 2004 PETRIDIS

Os registos interoclusais estáveis são essenciais para o fabrico preciso de próteses fixas. Os pacientes com espaços edêntulos extensos, tratados com implantes endósseos, requerem o fabrico de bases de registo e aros de oclusão para registos interoclusais.

Foram descritas várias técnicas para a estabilização das bases de registo, utilizando pilares de cicatrização, cilindros de ouro ou tampas de cicatrização. Todas as técnicas anteriormente mencionadas requerem uma segunda consulta para o registo da relação maxilomandibular.

A técnica aqui descrita utiliza pilares de plástico burnout para registar a relação maxilomandibular na mesma consulta em que é feita a impressão definitiva. Esta técnica é aplicável a pacientes que apresentem uma situação de extensão distal unilateral ou bilateral. PROCEDIMENTO

A. Efetuar a moldagem definitiva dos implantes. Ligar os pilares de plástico fundido aos implantes. Os pilares devem permitir a rotação para ligar vários implantes. Em alternativa, utilizar pilares de titânio.

B Ajuste a altura dos pilares à distância interoclusal disponível. C. Ligue os pilares intra-oralmente com um acrílico autopolimerizável de baixo encolhimento e crie uma plataforma que sirva de suporte para o material de registo interoclusal (Fig. 1). Faça ranhuras de índice no topo da plataforma para orientar o material de registo interoclusal.

D. Proceder ao registo interoclusal com um material adequado, como o polisiloxano vinílico (Fig. 2).

E. Transferir as informações para o laboratório dentário para o fabrico das próteses. Os pilares de plástico fundido podem ser utilizados para a restauração definitiva.

7. ***Dispositivo de registo da oclusão para restaurações suportadas por implantes dentários:*** jpd 2006

Um dispositivo de registo da oclusão recentemente desenvolvido para utilização com implantes pode ser emparelhado com vários sistemas de implantes.

Os dispositivos são fabricados em aço inoxidável e estão disponíveis em alturas de 3, 4 e 5 mm (Fig. 1). Cada dispositivo tem um hexágono interno para evitar a rotação e é fixado com um pino guia sem parafuso. O pino-guia tem o mesmo diâmetro que o parafuso do pilar. A superfície plana do dispositivo assenta facilmente na plataforma do implante e é estável. Existem ranhuras em forma de U na mesa oclusal do dispositivo para facilitar a aderência da resina acrílica autopolimerizável (Fig. 1).

Esta técnica descreve a utilização de um dispositivo de registo da oclusão recentemente desenvolvido para simplificar a transferência da relação interoclusal para restaurações suportadas por implantes.

PROCEDIMENTO

1. Remover os pilares de cicatrização após a cirurgia da segunda fase e efetuar a impressão definitiva dos implantes.

2. Fixar o dispositivo de registo da oclusão de modo a que o seu hexágono interno encaixe no hexágono externo do implante (Fig. 2, A).

3. Utilizar resina acrílica autopolimerizável como meio de registo na mesa do dispositivo para registar a relação de oclusão cêntrica.

4. Fabricar o molde final com as réplicas do implante e fixar o dispositivo com o registo de resina acrílica autopolimerizável à réplica distal. Assegurar o assentamento do hexágono interno do dispositivo de registo da oclusão no hexágono externo do implante. Fixar o molde maxilar ao molde mandibular (Fig. 2, B) e, em seguida, montar os moldes no articulador.

Dispositivo de registo oclusal ligado à réplica do implante para montar o molde mandibular no molde maxilar.

8 *Utilização de dispositivos mecânicos para o registo intermaxilar em pacientes edêntulos tratados com implantes* JPD 1998 PRATI

-Os autores descreveram a utilização de três dispositivos que substituem os aros de cera no registo da posição intermaxilar e da dimensão vertical de oclusão em pacientes completamente desdentados que foram tratados com implantes Brânemark.

-Os dispositivos são constituídos por um "dente" mecânico que pode ser ajustado nas três dimensões do espaço e por duas placas que suportam o material de registo.

-O dente mecânico é ligado a um pilar na região anterior e é estabelecido um contacto com um dente da mandíbula oposta na dimensão vertical em que o paciente vai ser restaurado. Isto permite ao operador posicionar a mandíbula na relação cêntrica numa condição de desprogramação neuromuscular e na ausência de interferências posteriores.

-As duas placas metálicas são então fixadas aos pilares posteriores, uma de cada lado, e suportam a cera e a pasta de óxido de zinco e eugenol utilizadas para registar a posição intermaxilar acabada de estabelecer.

9 . ***Fabrico de uma base de registo estável para pacientes completamente desdentados tratados com implantes osteointegrados utilizando pilares de cicatrização***:jpdl999 kitichai

Os autores descreveram um procedimento para fabricar uma base de registo estável que utiliza os pilares de cicatrização, o que elimina a necessidade de remoção do pilar de cicatrização e as suas consequências.

PROCEDIMENTO

l. Na altura da cirurgia da fase II (descoberta), coloque pilares de cicatrização em titânio de alturas adequadas na boca do doente para evitar que o tecido mole feche sobre o implante e registe a altura e a posição de cada pilar de cicatrização. Os pilares de cicatrização estão disponíveis em alturas de 3, 5 e 7 mm (Fig. l).

Fig. 1. Pilares de cicatrização Steri-Oss de diferentes alturas. À esquerda;

3 mm; centro, 5 mm; direita, 7 mm.

2. Quando o local da cirurgia estiver completamente cicatrizado (Fig. 2), remova os pilares de cicatrização e substitua-os por coifas de impressão.

3. Fazer uma impressão numa moldeira fechada com material de impressão de polivinil siloxano.

4. Retirar as coifas de impressão da boca do paciente e ligar-lhes os análogos de implantes; em seguida, voltar a colocar as coifas com os análogos fixados nas respectivas posições na impressão.

5. Substituir os pilares de cicatrização nas respectivas posições na boca do paciente.

6. Injetar uma mistura de material de simulação de tecidos moles de polivinil siloxano à volta dos análogos de implantes na moldagem e deixar o material polimerizar.

7. Deitar uma mistura de gesso dentário tipo V na impressão para formar um molde.

8. Remova as coifas de impressão e coloque outro conjunto de pilares de cicatrização, com as alturas registadas aquando da cirurgia da fase II, nas respectivas posições no molde mestre (Fig. 3).

9. Bloqueie os rebaixos à volta dos pilares de cicatrização com massa de bloqueio ou cera de placa de base e aplique um lubrificante no molde.

10. Faça uma base de registo utilizando material de resina activada por luz para estender 5 a 8 mm facial e lingualmente, respetivamente, até aos pilares de cicatrização do molde e tão distalmente quanto o dente mais posterior.

11. Alisar a periferia da base do disco e construir uma placa de base com rebordo de oclusão em cera.

12. Examinar as bases de registo quanto à estabilidade e adaptação na boca do paciente sem remover os pilares de cicatrização e ajustar os aros de oclusão para estabelecer a dimensão vertical correcta da oclusão, o nível do plano oclusal, a forma da arcada, a linha média, a linha do lábio superior e as eminências dos caninos.

13. Fazer entalhes nas superfícies oclusais de ambos os aros de oclusão para serem utilizados como índices.

14. Fixar a forquilha de mordida da unidade de arco facial ao aro de oclusão maxilar e efetuar uma transferência do molde maxilar para o arco superior do articulador.

15. Separar a forquilha do aro, limpar e alisar o aro de oclusão e realçar as marcas colocadas no passo nº 12.

16. Colocar o rebordo de oclusão mandibular na boca do paciente, injetar uma mistura de material de polivinil siloxano na superfície oclusal do rebordo de oclusão maxilar, colocá-lo na boca, orientar o paciente para uma oclusão cêntrica e deixar o material polimerizar.

17. Remover o registo, assentar o molde inferior no aro de oclusão mandibular, colocar o conjunto no molde maxilar montado no articulador (passo n.º 14) e montar o molde mandibular no articulador (Fig. 5).

18. Dispor os dentes em cera e preparar o wax-up para a prova.

-Este procedimento tem várias **vantagens**. Reduz o tempo de cadeira e minimiza o desconforto do paciente, uma vez que a remoção dos pilares de cicatrização e a colocação dos cilindros de ouro são eliminadas. Os procedimentos clínicos e laboratoriais são simplificados.

- É aplicável a situações subgengivais e supragengivais. A cobertura mínima estável na fase de prova dá ao paciente a sensação da prótese definitiva. O paciente pode levar a prótese de prova para casa para verificar a estética com a família, mesmo antes de os moldes estarem concluídos, porque a prótese de prova é removível e estável.

- A única **desvantagem** deste procedimento é o custo adicional dos pilares de cicatrização no molde principal.

4. RESUMO E CONCLUSÃO

Weinberg afirmou que, *"Em última análise, o verdadeiro valor do nosso trabalho individual pode ser medido apenas pelo grau de requinte com que praticamos a arte da medicina dentária, e não pela escola de pensamento particular a que aderimos. "*

O estudo da oclusão e das relações dos maxilares no que diz respeito às funções do sistema mastigatório tem sido um tópico de interesse na medicina dentária desde há muitos anos. Um dos principais objectivos da medicina dentária preventiva e restauradora tem sido a manutenção de uma oclusão que funcione em harmonia com os outros componentes do mecanismo mastigatório, preservando a sua saúde e proporcionando, ao mesmo tempo, uma função mastigatória óptima, se não máxima.

Muitos protésicos consideram que o registo da relação cêntrica é o passo mais difícil, mas também o mais importante, no tratamento de pacientes edêntulos com próteses completas. A definição de relação cêntrica evoluiu ao longo dos anos e, com uma maior compreensão do movimento mandibular, poderá mudar novamente. À medida que a definição mudava, as técnicas para a registar mudavam ou eram modificadas. Na década de 1950, "a relação mais retruída da mandíbula com a maxila quando os côndilos estão nas suas posições mais posteriores sem tensão na fossa glenoide, a partir das quais podem ser efectuados movimentos laterais, em qualquer grau de separação da mandíbula". A técnica de empurrar a ponta do queixo para trás era popular.

Na década de 1980, foi desenvolvida a "RUM", a posição mais recuada, mais alta e mais média. Dawson e outros salientaram que os clínicos tendiam a enfatizar o aspeto mais recuado e que, com a manipulação do operador, o registo do paciente podia acabar por ficar posterior à relação cêntrica. A orientação do ponto do queixo foi seguida pela técnica guiada bimanual, com e sem desprogramação anterior.

Relação centrada, porque é que é importante?

- A relação cêntrica é uma posição de osso para osso e a MI é uma posição de dente para dente.

- A relação cêntrica é a única relação clinicamente repetível (verificável) da mandíbula. É a posição lógica para fabricar uma prótese.

-       A relação cêntrica e o IM são coincidentes em apenas 10% da população. As discrepâncias entre

-       A relação cêntrica e o IM podem ser observados em moldes de estudo articulados.

Quando é que é necessário? Deve ser efectuado um registo preciso da relação cêntrica para reduzir o tempo gasto a fazer ajustes intra-orais no momento da entrega. As situações aplicáveis incluem:

-	A intercuspidação máxima não está claramente definida devido à dentição restaurada.

-Alteração da dimensão vertical da oclusão

-	Esquema oclusal - função de grupo em vez de proteção mútua.

-	Pacientes com distúrbios da ATM que apresentam discrepâncias oclusais como parte da etiologia da DTM.

-	Os doentes da classe II de Angles necessitam de liberdade para se deslocarem da relação cêntrica para uma posição pseudo-classe I (protrusiva).

-	Quando o número de dentes artificiais ultrapassa o número de dentes naturais.

Têm sido utilizados diferentes métodos e materiais para registar a posição da relação cêntrica e as relações maxilomandibulares excêntricas. Com base na revisão histórica de Myers M.L. em 1982, existem quatro categorias de registos da relação cêntrica: registos de mordida direta, registos gráficos (intra-orais e extra-orais), registos funcionais e cefalometria. A exatidão e estabilidade destes métodos e materiais varia e tem sido extensivamente avaliada ao longo do tempo e relatada na literatura dentária. O clínico deve selecionar uma técnica e um material para registar a posição da relação cêntrica com base na apresentação do paciente, no tratamento proposto e na filosofia pessoal do clínico.

A investigação futura deve centrar-se nas alterações dos materiais e instrumentos dentários que estão continuamente a desenvolver-se para registar as posições da relação maxilomandibular e montar moldes para reabilitações protéticas. Os vários métodos de registo da relação cêntrica e os materiais utilizados para fazer um registo interoclusal podem ser resumidos da seguinte forma:

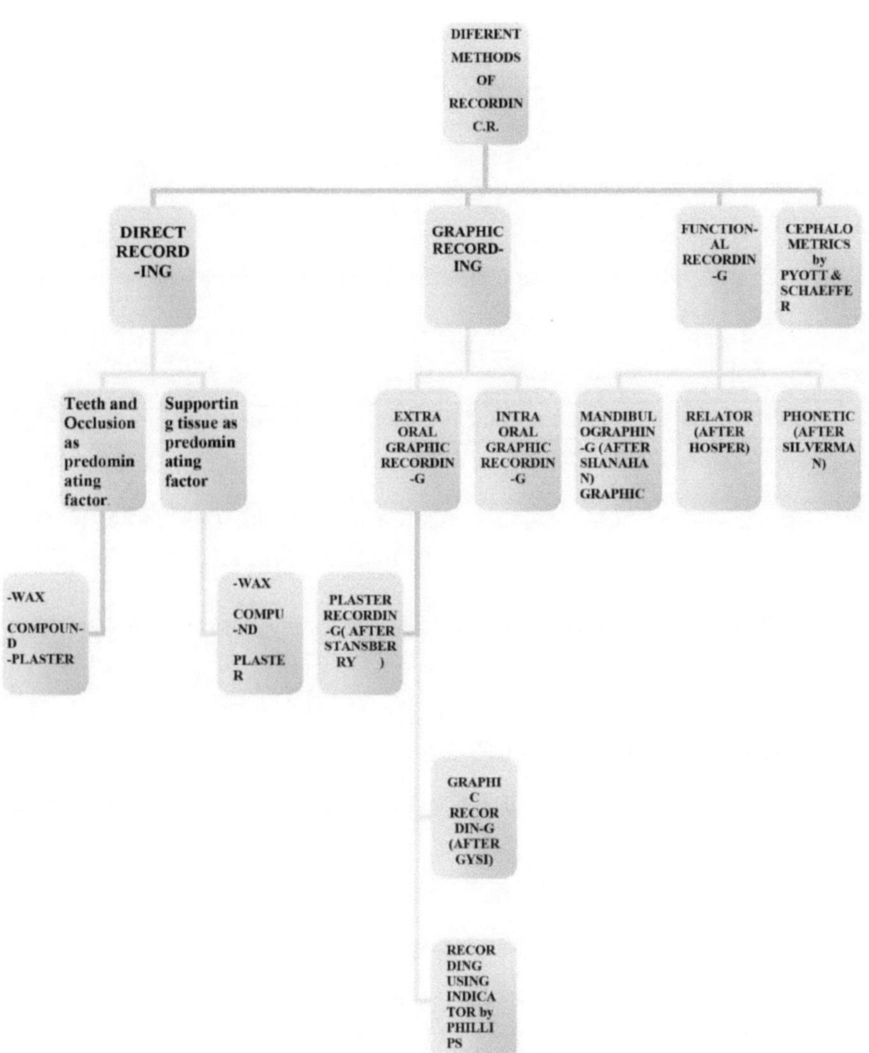

DIFERENT METHODS OF RECORDING C.R.

DIRECT RECORD-ING
GRAPHIC RECORD-ING
FUNCTION-AL RECORDIN-G
CEPHALO METRICS by PYOTT & SCHAEFFER

Teeth and Occlusion as predominating factor.
Supporting tissue as predominating factor

EXTRA ORAL GRAPHIC RECORDIN-G
INTRA ORAL GRAPHIC RECORDIN-G
MANDIBUL OGRAPHIN-G (AFTER SHANAHAN) GRAPHIC
RELATOR (AFTER HOSPER)
PHONETIC (AFTER SILVERMAN)

-WAX
COMPOUND
-PLASTER

-WAX
COMPU-ND
PLASTER

PLASTER RECORDIN-G(AFTER STANSBERRY)

GRAPHIC RECORDIN-G (AFTER GYSI)

RECORDING USING INDICATOR by PHILLIPS

5. Bibliografia;

1.   Silverman MM. Oclusão cêntrica e relações maxilares e falácias dos conceitos actuais. JProsthetDent 1957;7:750-69.

2.   Becker CM, Kaiser DA, Schwalm C. Centricidade mandibular: Relação cêntrica. J Prosthet Dent 2000;83:158-60.

3.   Dixon DL. Visão geral dos materiais e métodos de articulação para o paciente protético. J Prosthet Dent 2000;83:235-47.

4.   Skurnik H. Registo de resina para registos interoclusais. J Prosthet Dent 1977;37:164-72.

5.   O glossário de termos de prótese dentária. J Prosthet Dent 2005;94:41.

6.   xilindró

7.   Myers ML. Registos de relação cêntrica - revisão histórica. J Prosthet Dent 1982;47:141-45.

8.   Avant WE. Utilização do termo "cêntrico". J Prosthet Dent 1977;25:12-15.

9.   Saizar P. Relação cêntrica e movimento condilar: Mecanismo anatómico. J ProsthetDent 1971;26:581-91.

10.   Ismail YH, Rokni A. Estudo radiográfico da posição condilar em relação cêntrica e oclusão cêntrica. J ProsthetDent 1980;43:327-30.

11.   Sábio MD. Movimento entre a posição de contacto da relação cêntrica e a posição intercuspídea. IntJProsthodont 1992;5:333-44.

12.   Schuyler CH. Liberdade em cêntrica. Dent ClinNorth Am 1969;13:681-86.

13.   Atwood DA. Uma crítica à investigação do limite posterior da posição mandibular. JProsthetDent 1968;20:21-36.

14.   Lúcia VO. Relação cêntrica - teoria e prática. J Prosthet Dent 1960;10:849-56.

15.   Shafagh I, Yoder JL, Thayer KE. Variação diurna da posição da relação cêntrica. J ProsthetDent 1975;34:574-82.

16.   Weinberg LA. Função da articulação temporomandibular e o seu efeito na relação cêntrica. JProsthetDent 1973;30:175-95.

17.   Heartwell

18.   Skurnik H. Registos interoclusais exactos. J Prosthet Dent 1969;21:154-65.

19.   Mullick SC, Stackhouse JA, Vincent GR. Um estudo de materiais de registo interoclusal.

JProsthetDent 1981;46:304-7.

20.   Freilich MA, Altieri JV, Wahle JJ. Princípios para a seleção do registo interoclusal para a articulação do molde dentado e parcialmente dentado. J Prosthet Dent 1992;68:361-7.

21.   Chai j, Leong DK, Pang IC. Uma investigação das propriedades reológicas de vários materiais de registo interoclusal. J Prosthet Dent 1994;3:134-37.

22.   Vergos VK, Tripodakis AD. Avaliação da precisão vertical do registo interoclusal. Int J Prosthodont 2003;16:365-68.

23.   Prati A, Gracis S, Prati S. Utilização de dispositivos mecânicos para o registo intermaxilar em pacientes edêntulos tratados com implantes. J Prosthet Dent 1998;80:249-52.

24.   Capp N. Uma revisão dos princípios e técnicas para a realização de registos interoclusais para a montagem de moldes de trabalho. Int J Prosthodont 1990;3:341-48.

25.   Latta GH. Influência da periodicidade circadiana dos registos da relação cêntrica em pacientes edêntulos. J Prosthet Dent1992;68:780-83.

26.   Shafagh I, Amirloo R. Replicabilidade da orientação da ponta do queixo e do programador anterior para registar a relação cêntrica. J Prosthet Dent1979;42:402-04.

27.   Alfano SG, Leupold RJ. Utilização da zona neutra para obter registos da relação maxilomandibular em pacientes com próteses completas. J Prosthet Dent 2001;85:621-3.

28.   El-Armany MA, George WA, Scott RH. Avaliação do traçado da ponta da agulha como método de determinação da relação cêntrica. J Prosthet Dent1963;15:1043-54.

29.   Myers M et al. Relação entre o ápice da arcada gótica e a relação cêntrica assistida pelo dentista. J ProsthetDent1980;44:78-81.

30.   Utz KH et al. Precisão do registo da mordida de controlo e da posição condilar cêntrica. J Oral Rehabilitation 2002;29:458-66.

31.   Yamashita S, Igarashi Y. Contactos dentários na posição retruída mandibular, influência da habilidade do operador no registo da mordida. J Oral Rehabilitation 2003;30:318- 23.

32.   Lúcia VO. Uma técnica para registar a relação cêntrica. J Prosthet Dent 1964;14:492-505.

33.   Lundeen H. Registos da relação cêntrica: O efeito da ação muscular. J Prosthet Dent 1974;31:244-51.

34.   Kantor ME, Silverman SI, Garfinkel L. Técnicas de registo de relações centradas. Uma investigação comparativa. J Prosthet Dent 1972;28:593-600.

35.   Woelfel JB. Novo dispositivo para registar com precisão a relação cêntrica. J Prosthet Dent 1986;56:716-727.

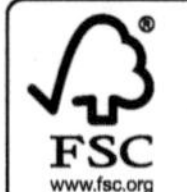

Printed by Books on Demand GmbH, Norderstedt / Germany